子宫颈癌乳腺癌筛查策略及卫生经济学评价研究

主　编　韩历丽　金承刚
副主编　沈　洁　张　月　高丽丽

编　者（按姓氏笔画排序）

张　妍　陈　丽　彭　灿　毕　蕙　叶京明
蒋宏传　肖　飞　俞文兰　吴久玲　狄江丽
宋　波

顾　问：

潘秦镜　乔友林　魏丽惠　曹　箭　李金明
张　瑞　王临虹　赵更力　赵　娟　丁　辉

U0224234

中国协和医科大学出版社

图书在版编目（CIP）数据

子宫颈癌乳腺癌筛查策略及卫生经济学评价研究／韩历丽，金承刚主编. —北京：中国协和医科大学出版社，2019.7

ISBN 978-7-5679-1313-4

Ⅰ．①子… Ⅱ．①韩… ②金… Ⅲ．①子宫颈疾病-癌-诊断-研究 ②乳腺癌-诊断-研究 Ⅳ．①R737.33 ②R737.9

中国版本图书馆 CIP 数据核字（2019）第 134479 号

子宫颈癌乳腺癌筛查策略及卫生经济学评价研究

主　　编：韩历丽　金承刚
责任编辑：田　奇

出版发行：**中国协和医科大学出版社**
　　　　　（北京东单三条九号　邮编100730　电话65260431）
网　　址：www.pumcp.com
经　　销：新华书店总店北京发行所
印　　刷：北京朝阳印刷厂有限责任公司

开　　本：787×1092　　1/16
印　　张：9.25
字　　数：220 千字
版　　次：2019 年 7 月第 1 版
印　　次：2019 年 7 月第 1 次印刷
定　　价：68.00 元

ISBN 978-7-5679-1313-4

前　言

　　我国目前正在全国各地开展大规模的子宫颈癌、乳腺癌筛查（以下简称"两癌筛查"）工作，而筛查工作还存在诸多问题，特别是基层卫生服务能力有限，技术水平参差不齐，组织管理模式及宣传动员等因素的影响，致使筛查敏感性及特异性均不高。在国家自然基金课题（项目编号 71373166）的支持下，针对我国妇女"两癌"筛查政策制定中急需解决的问题，采用类实验方法，通过"两癌"筛查项目的个案数据及历年上报数据的分析、文献回顾、专家咨询等方式，利用软件 TreeAGE 建立 Markov 模型，采用 Markov chain Monte Carlo 方法估计模型参数及结果，绘制成本－效用可接受性曲线。建立我国人群特异性的子宫颈癌、乳腺癌筛查模型，预测多种筛查策略对子宫颈癌、乳腺癌发病率、死亡率和终生累计发病风险的影响。为决策者和卫生管理者在卫生经济学评价的诸多推荐方案中，结合自身情况，因地制宜，选择最适合本地的经济高效的筛查策略提供依据。

　　由于编者们水平有限，在编写过程中难免存在不妥和疏漏之处，敬请广大同道们批评指正。

韩历丽

2018.11.16

目　　录

第一章　子宫颈癌筛查策略

一、全球子宫颈癌流行病学现状

全球范围内子宫颈癌发病率在女性恶性肿瘤中居第二位，占所有女性恶性肿瘤发病的12%。据世界卫生组织国际癌症研究署（International Agency for Research on Cancer, IARC）估计，2015 年全球每年约 56 万例新发子宫颈癌中，85% 发生在欠发达地区，54% 发生在亚洲，死亡病例达 31 万，且其中 85% 死亡病例发生在发展中国家。子宫颈癌的发病率及死亡率在不同地区、不同经济状况的国家有着显著差异。与发达国家和地区相比，发展中国家和地区子宫颈癌发病率和死亡率均较高。2008 年，发展中国家和地区子宫颈癌的年龄标准化发病率（age-standardized incidence rate，ASIR）和年龄标准化死亡率（age-standardized mortality rate，ASMR）分别为 18/10 万与 10/10 万，分别占全世界子宫颈癌发病例数与死亡例数总数的 86% 与 88%。澳大利亚、新西兰、北美和西欧国家的子宫颈癌疾病负担最轻，ASMR 为（1.4~2.0)/10 万，而非洲地区的子宫颈癌疾病负担最重，东非国家的 ASIR 达34.5/10 万，而 ASMR 达 25.3/10 万，其次是西非和南非、东南亚和西南太平洋群岛地区。我国子宫颈癌发病例数约占亚洲国家总数的 22%（图 1-1）。

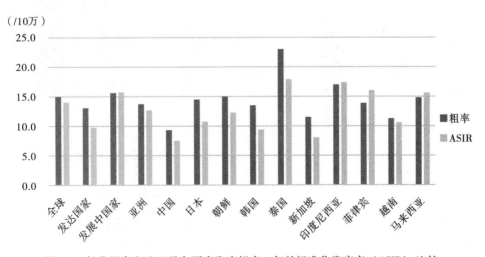

图 1-1　部分国家和地区子宫颈癌发病粗率、年龄标准化发病率（ASIR）比较

子宫颈癌的流行在不同人群中存在差异。子宫颈癌的发病年龄各国报道不一。欧洲人群中45~49岁妇女子宫颈癌发病率达高峰，之后随着年龄增加呈下降趋势。在多数国家的妇女中，子宫颈浸润癌发病率在20岁以前很低，20~29岁开始增长。我国妇女子宫颈癌发病率在25岁以下处于较低水平，在25~40岁呈持续大幅度上升。子宫颈癌的分布还存在种族差异，在非裔美国人、哥伦比亚人、伊朗人、拉丁美洲人和美洲印第安人群体中发病较多，而在犹太人、夏威夷人、新西兰毛利人等人群中发病较少。在发达国家，子宫颈癌多发病于社会经济地位低的妇女群体。

二、我国子宫颈癌流行病学现状

我国每年约有15万新发子宫颈癌病例，约占全球患者总数的1/3。我国子宫颈癌分布主要在中西部地区，不论省、区、市或县的分布都有聚集现象，且农村高于城市，山区高于平原。全国肿瘤登记地区子宫颈癌的发病率为12.96/10万，子宫颈癌死亡率为3.28/10万。2009年，我国城市地区子宫颈癌发病率为13.35/10万，农村地区发病率为12.14/10万。城市子宫颈癌发病率高于农村，死亡率低于农村（图1-2、图1-3）。

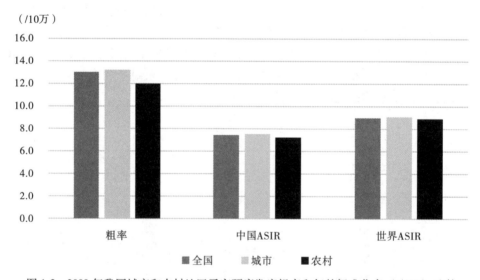

图1-2　2009年我国城市和农村地区子宫颈癌发病粗率和年龄标准化率（ASIR）比较

随着年龄的增长，年龄别发病率呈上升趋势。30岁之前各年龄组的发病率较低，在10/10万以下，35岁之后，发病率快速升高，至45岁年龄组发病率达到顶峰（30.14/10万），之后开始下降，至85+岁年龄组发病率下降到10.18/10万。城市地区各年龄组子宫颈癌发病率均高于农村地区，但农村子宫颈癌发病率在55岁年龄组达到高峰（32.32/10万），而城市地区在45岁年龄组达到高峰。

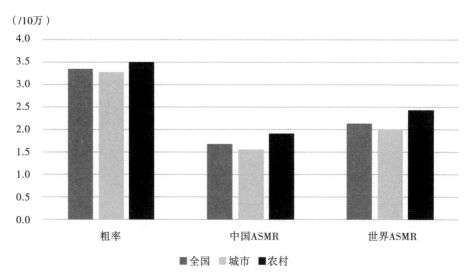

图 1-3 2009 年我国城市和农村子宫颈癌死亡粗率和年龄标准化率（ASMR）比较

自 20 世纪 70 年代初，我国开展子宫颈癌防治工作，其死亡率下降至世界中等水平，但由于幅员辽阔、人口基数大，我国子宫颈癌新发病例仍占世界新发病例总数的 11.7%。随着我国社会经济快速发展，个体性行为等行为方式的改变，子宫颈癌危险暴露因素增加。2000～2011 年，我国子宫颈癌发病率和死亡率总体呈上升趋势（图 1-4、图 1-5）。

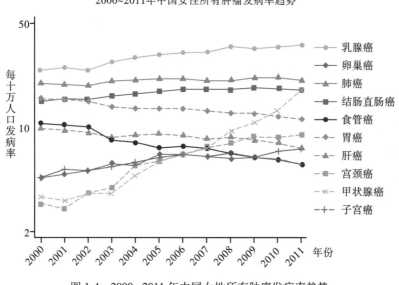

图 1-4 2000～2011 年中国女性所有肿瘤发病率趋势

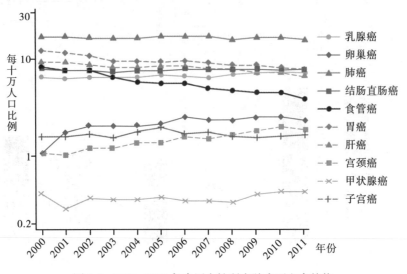

图 1-5 2000~2011 年中国女性所有肿瘤死亡率趋势

以北京市为例，在 1993~2008 年间，子宫颈癌发病率仅为 3.54/10 万。2010~2015 年间，北京市子宫颈癌新发病例 3538 例，发病率从 2010 年的 8.96/10 万，增加到 2015 年的 9.56/10 万（图 1-6）。2015 年，子宫颈癌位列北京市户籍女性居民恶性肿瘤发病率第 10 位，在恶性肿瘤新发病例中的构成比为 9.56%（图 1-7）。子宫颈癌发病率 30 岁以后逐渐升高，中年龄组为发病高峰。

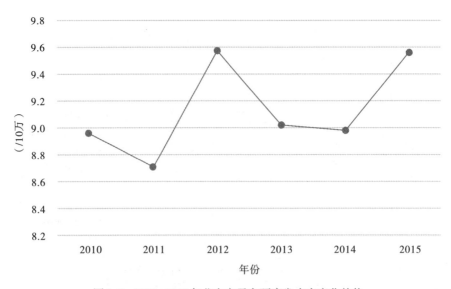

图 1-6 2010~2015 年北京市子宫颈癌发病率变化趋势

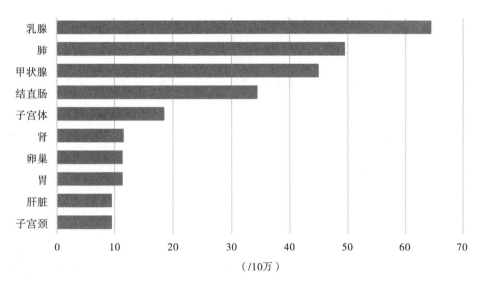

图 1-7 2015 年北京市户籍女性居民前十位恶性肿瘤发病率

三、子宫颈癌筛查方法的比较

子宫颈癌是发生于子宫颈阴道部及子宫颈管内被覆上皮的恶性肿瘤，高危型人乳头瘤病毒的持续感染是导致子宫颈浸润癌及其高等级癌前病变的主要原因。由高危型人乳头瘤病毒感染引起的癌前病变发展到子宫颈浸润癌通常需要 10~20 年。在人乳头瘤病毒疫苗尚未在人群中普遍应用之前，筛查仍是预防和控制子宫颈癌的主要手段。各国的实践均证明，筛查可以降低子宫颈癌的发生和死亡。

（一）子宫颈脱落细胞病理学

1. 传统巴氏涂片法（conventional pap smears，CP） 传统巴氏涂片是最常用的子宫颈癌筛查方法。自 1941 年发明以来在全世界被广泛应用 60 余年，大大降低了全球的子宫颈癌死亡率。其优点是：简便易行、无创、价格便宜（北京地区物价收费标准定为 20 元）、易普及；涂片可以作为医疗证据永久保存。其缺点是：有高达 50% 以上的假阴性率，因为在涂片、制片过程中，可能有 80% 的细胞被丢弃，40% 的涂片因混有血液、黏液、背景肮脏而质量不佳。此外，需要建立细胞学实验室，经专业训练的细胞病理学专家判读，读片者的经验性与主观性影响判读结果，被筛查对象不能即刻得到报告，增加多次就诊或失访。传统巴氏涂片法的敏感性为 45%~85%，平均 63%，特异性为 80%~98%，平均 94%。

2. 液基细胞学检测法（liquid-based cytology，LBC） 始于 20 世纪 90 年代中期，是对传统细胞学的改良，很快被推广用于设备良好的实验室。其优点是：收集更多的细胞，全部放入保存液，减少标本的丢失；程序化处理，去除血液、黏液等，细胞经精密过滤，均匀制成薄片，易于读片，降低假阴性结果；标本可保存于液体细胞保存液中，便于重复制片或进行其他检测如HPV-DNA检测等。其缺点是：价格昂贵（北京地区物价收费标准定为150元）；需要昂贵的设备，且同样需要经专业训练的细胞病理学专家判读，读片者的经验性与主观性影响判读结果，被筛查对象不能即刻得到报告，增加多次就诊或失访。液基细胞学检测法的敏感性为87%，特异性为97%。

（二）人乳头瘤病毒检测

子宫颈癌是目前病因明确而且可以预防的癌症。在几乎所有的子宫颈癌标本中可检出人乳头瘤病毒（human papilloma virus，HPV）DNA。HPV已被确认为子宫颈癌发生的必要条件。只有高危型人乳头瘤病毒（HR-HPV）的持续感染才能够引发子宫颈癌，其中由13种HR-HPV（HPV16、18、31、33、35、39、45、51、52、56、58、59、68）导致的子宫颈癌占98%以上。因此HR-HPV的检测是筛查子宫颈癌的高危人群的重要手段。HPV DNA二代杂交捕获（Hybrid Capture，hC2）是1996年为美国FDA认证的可以直接检出13种HR-HPV的技术。多年来，全世界已对这种技术进行了大量的循证医学的研究。其优点是：HPV检测的高度自动化和标准化，简便，客观，降低筛查的主观性。其缺点是：价格昂贵（北京地区物价收费标准定为350元）。此外，HPV感染非常普遍，许多妇女可以被检出HR-HPV阳性，尤其是30岁以下的妇女，这组妇女属性活跃人群，HPV感染大多为暂时性、自限性，可在24个月内被人体清除。即使把HPV检测限制于≥30岁的妇女，仍然会有5%~15%的妇女呈现暂时性HR-HPV阳性，过度的筛查易导致过度诊断和过度治疗，并增加阳性妇女的心理压力。其敏感性为90%，特异性为98%。

（三）裸眼观察法

1. 醋酸白裸眼观察试验（visualinspection with acetic acid，VIA）　试验原理：应用3%~5%的醋酸涂敷子宫颈，醋酸可使细胞脱水、核蛋白可逆性凝固，上皮摄取醋酸的程度造成子宫颈颜色的色调、强度、表面亮度的改变。上皮醋白改变的程度、持续时间与病变的程度是一致的，核分裂活跃和DNA含量增加的区域显示出最显著的颜色变化。因此，子宫颈上皮发生病变时，可在醋酸作用下暂时转变为肉眼可见的白色，称为子宫颈醋酸白裸眼观察试验阳性。其优点是：简便易行，费用低廉，无需特殊设备，无需细胞病理学专家，人员培训简单，可立即得到筛查结果，单次就诊完成筛查，敏感性好。其缺点是：主观性强，假阳性高造成转诊率高，导致过度诊断和过度治疗；无法保留筛查证据，不可再现。此外，对特殊人群，如绝经期妇女因子宫颈鳞柱状交界上移，易导致子宫颈管内病变的漏诊。其敏感性为56%~94%，平均77%，特异性为74%~94%，平均86%。

2. 卢戈碘染色裸眼观察试验（visual inspection with Lugol's iodine，VILI）　是将碘液涂抹于子宫颈表面使其染色，然后用肉眼直接观察子宫颈上皮对碘液的反应诊断子宫颈病变。碘试验的主要原理是主要利用碘对糖原的敏感，用碘液后含糖原的上皮可吸收碘，原始的和新形成的成熟鳞状化生上皮含有糖原，而CIN和子宫颈浸润癌几乎不含或没有糖原，柱状上皮不含糖原，未成熟的化生鳞状上皮通常没有或偶有糖原。含糖原的鳞状上皮涂碘液后可染成棕褐色或黑色；柱状上皮不染色，但因有一薄层碘液，看起来略有不着色或在黑色或褐色背景周围还有一些独特的无色区；CIN 和子宫颈浸润癌部位不吸碘，呈现深色的芥末黄或红褐色区；白斑不着色；湿疣不着色或偶尔仅部分着色。VILI 的优缺点与 VIA 基本相同。其敏感性为 87.2%，其特异性为 84.7%。

四、子宫颈癌筛查策略的现状

子宫颈癌筛查策略是筛查技术、目标人群、筛查开始及终止年龄、筛查间隔频率、筛查的组织形式等多种因素的组合。不同国家筛查策略差异较大。总体而言，在现有筛查方法下，发达国家的筛查年龄覆盖范围更广，筛查频率较为密集。研究发现，发达国家推荐的筛查策略基本有效，但若能减少筛查次数，延迟起始年龄/延长筛查间隔，则可提高成本效果。Sherlaw Johnson 等对发展中国家子宫颈癌进行相关评价，结果显示：决定筛查策略的关键因素是可利用资源和期望人群覆盖率。不管使用何种筛查方法，将筛查年龄确定在 30~59 岁间，比更大年龄范围的筛查更有效，可降低 30% 浸润癌的发病率。而我国以人群为基础的子宫颈癌筛查策略研究尚不多见。

（一）各国筛查策略比较

子宫颈癌是一种可预防、可治愈的疾病，存在着较长的、可逆的癌前病变期，子宫颈癌前病变可采取子宫颈锥切术等治疗手段，阻断其恶变进展，可避免约 99% 的病变发展成为子宫颈浸润癌。因此，子宫颈癌前病变的早期发现、诊断及治疗是降低子宫颈癌发病率、死亡率的策略之一。子宫颈癌筛查方法简便经济，很多国家采用筛查手段控制子宫颈癌发病率、死亡率，降低其疾病负担。成功的子宫颈癌筛查计划需要大量的人员、财力及医疗技术等支持，只有持续开展，不断完善筛查计划、提高筛查水平，扩大筛查覆盖率，才能取得明显的防治效果。

欧洲的一些国家自 20 世纪中期就开始开展子宫颈癌筛查，挪威仅有 5% 的人口筛查覆盖率，致使其在筛查的 30 年间，子宫颈癌死亡率下降仅为 10%，而实施全国性筛查的芬兰和冰岛筛查覆盖率分别为 80% 和 90%，同时，子宫颈癌死亡率分别下降了 50% 和 80%。

亚洲的韩国、中国台湾和中国香港，在 20 世纪 60 年代就开展了大规模的子宫颈癌筛查，覆盖率在 60% 左右。日本也开展了筛查，但由于财政资金缺乏，2004 年覆盖率下滑为 14%，致使死亡率回升至 12.2/10 万。在泰国、越南、菲律宾等国家开展的筛查规模小、覆盖率低，防癌效果甚微。非洲国家由于缺少基础设施以及人员、资金，筛查覆盖率较低，80% 的人从未参加过子宫颈细胞学检查，子宫颈癌发病率在 30/10 万左右。表 1-1 为各个国家及地区子宫颈癌筛查策略及其发病率、死亡率状况。

表 1-1　不同国家及地区子宫颈癌筛查策略及发病死亡情况

国家/ 地区	筛查年龄 （岁）	筛查间隔 （年）	筛查方法	覆盖率 （%）	发病率 （/10 万）	死亡率 （/10 万）
加拿大	25 周岁以下女性	不需要定期筛查	细胞学	74.1	9.4	2.2
	25~69 周岁	3				
	70 周岁筛查充分	停止筛查				
美国	21~29	3	细胞学	53（每年）	6.6	2.38
	30~65	3	细胞学	17（两年）		
	30~65	5	TCT+HPV	11（3 年）		
	65 岁以上女性	此前筛查充分阴性不查		18（超过 3 年）		
英国	25~64 岁	3 年（25~49 岁）	细胞学	84（过去 5 年 20~64 岁）	8.7	—
		5 年（50~64 岁）		71（过去 3 年）		
荷兰	30~60	5	细胞学	80	6.2	2.0
法国	25~65	3	细胞学	70.6	7.1	1.9
芬兰	30~60	5	细胞学	70	4.0	1.0
澳大利亚	18~69	2	细胞学	61.8	6.9	1.7
日本	30 以上	1	细胞学	23.7	6.8	2.8
新加坡	25~65	1	细胞学	70	10.6	8.4
韩国	30 以上	2	细胞学	40	17.9	4.7
中国香港	25~65	1	细胞学	63	9.6	—
中国台湾	30 以上	1	细胞学	61	18.6	—
中国北京	35~64	2	细胞学	19.2	9.34	2.22

　　随着近来子宫颈癌筛查所取得的进步，加拿大制定以 HPV 检测作为主要筛查方法，以及 HPV 疫苗接种的新的筛查政策。基于最佳筛查年龄范围最新的研究证据和 HPV 疫苗接种的研发情况，2014 年澳大利亚医疗服务咨询委员会（Medical Services Advisory Committee，MSAC）向政府提交了用 HPV 检测代替巴氏涂片作为国家宫颈癌筛查（the National Cervical Screening Program，NCSP）初筛工具，目标人群改为 25~74 岁，每 5 年进行一次筛查，按 HPV 分型对妇女进行液基细胞学检测分流。英国 2014 年起，开始把 HPV 检测作为细胞学检查结果分流的工具。

（二）我国现况

　　中国和世界上其他国家一样，非常重视子宫颈癌的早期发现、早期诊断和早期治疗。2003 年 12 月，原卫生部颁发了《中国癌症预防与控制规划纲要（2004~2010 年）》，确定包括乳腺癌、子宫颈癌在内的 8 种癌症为防治重点，强调癌症的早期发现、早期诊断和早期治疗，提高癌症防治资源的利用效率。1980 年和 1986 年原国家卫生部颁布的《妇幼卫生工作条例》中都提到："积极防治妇女常见病、多发病，调查分析发病因素，制订防治措施，降低发病率，提高治愈率"。《卫生部关于进一步加强妇幼卫生工作的指导意见》（卫妇社发〔2006〕495 号）提出："要积极开展生殖道感染、性传播疾病、子宫颈癌、乳腺病等常见妇科病的普查普治工作"。在《中国妇女发展纲要 2011—2020 年》中提出："妇女常见病筛查率达到 80%，提高宫颈癌、乳腺癌早诊早治率，降低死亡率。建立妇女常见病定期筛查制度，逐步扩大宫颈癌、乳腺癌免费检查覆盖范围……将妇女宫颈癌、乳腺癌等纳入重大疾病救治范围"。2016 年中共中央、国务院印发了《"健康中国 2030"规划纲要》，明确强调提高妇幼健康水平，提高妇女常见病筛查率和早诊早治率。

为进一步推进子宫颈癌、乳腺癌的早诊早治，由国家卫生健康委牵头，我国实施了一系列国家层面的子宫颈癌、乳腺癌筛查项目，各地也相继在国家项目基础上扩大覆盖面，推进子宫颈癌、乳腺癌防治工作。2009 年，国家卫健委通过中央财政转移支付地方筛查项目，在全国 30 个省（市）53 个县（区）选择项目点，为 35～64 岁的适龄妇女开展子宫颈癌、乳腺癌筛查工作。在此项目基础上，根据《中共中央国务院关于医药卫生体制改革的意见》和《国务院关于医药卫生体制改革近期重点实施方案（2009—2011 年）》确定的重点工作，国家卫健委、财政部和全国妇联决定从 2009 年开始实施农村妇女"两癌"检查项目，在全国范围内开展农村妇女"两癌"筛查，出台《农村妇女"两癌"检查项目管理方案》。2009～2015 年，中央财政共投入 18.93 亿元，为 5350 万名妇女进行子宫颈癌筛查，为 767 万名妇女进行了乳腺癌筛查。项目采取妇科检查、子宫颈细胞学检查、可疑病例阴道镜检查，2014 年试点采用 HPV 检测，为 35～64 岁的农村妇女提供免费的子宫颈癌筛查。采用乳腺临床检查、乳腺超声检查、可疑病例乳腺 X 线摄影的方法，进行乳腺癌筛查。7 年来共检测出子宫颈浸润癌及癌前病变 77531 例，检出乳腺癌及癌前病变 6461 例。在国家"两癌"检查项目的基础上，部分省市还进一步扩大覆盖范围，免费为城乡所有适龄妇女提供筛查服务。按照"两癌"检查项目的有关规定，主要的实施机构包括乡镇卫生院/社区卫生服务机构、县级以上医疗机构、妇幼保健机构等。其中，乡镇卫生院/社区卫生服务机构负责一般人群的初筛，县级及以上医疗机构负责为可疑或阳性妇女提供阴道镜、乳腺 X 线摄影检查，各级妇幼保健机构负责数据的收集、上报和管理。

由于"两癌"检查项目主要覆盖了广大农村地区，农村 35～64 岁的适龄妇女接受的筛查服务由政府的专项补助资金支付，财政部门将资金通过国库集中支付方式按工作量直接拨付给相应医疗卫生机构。

五、子宫颈癌筛查各国相关政策分析

（一）法规文件

为了提高"两癌"筛查的可及性，1990 年美国国会通过了《乳腺癌和子宫颈癌死亡预防法案》，美国 CDC 创建全国乳腺癌和子宫颈癌早期检测项目（national breast and cervical cancer early detection program，NBCCEDP）。该项目帮助低收入、保险没有覆盖或保险不足以支付的女性获得乳腺癌和子宫颈癌筛查和诊断服务。这些服务包括临床乳房检查、乳房 X

线摄片、巴氏涂片检查、盆腔检查、人乳头状瘤病毒（HPV）的测试，诊断测试结果是否有异常以及转诊治疗。自 1991 年以来，已经为超过 1200 万名的妇女进行"两癌"筛查，并确诊 3845 例浸润性子宫颈癌和 175688 例子宫颈癌前病变，其中 40% 为重度。目前，该项目已覆盖美国 50 个州、哥伦比亚特区、5 个岛屿自由邦、11 个印第安人及阿拉斯加土著部落。2000 年，国会通过了《乳腺癌和子宫颈癌预防和治疗法案》，将在筛查项目中确诊的病人的治疗纳入公共医疗补助计划，美国 50 个州和哥伦比亚特区批准了这个议案。在 2001 年，随着美洲原住民乳腺癌和子宫颈癌治疗技术修正法的出台，标志着美国的印第安人和阿拉斯加原住民都有资格接受由印度健康服务机构或由部落组织提供的保健服务。2010 年颁布的《可支付医疗法案（Affordable Care Act）》更是将子宫颈癌的筛查纳入公共医疗补助计划，为低收入女性通过扩大保险覆盖面和消除费用分摊。

2016 年以前，英国的不同地区，NHS 子宫颈癌筛查项目所覆盖的人群也有所不同。北爱尔兰和威尔士为 25~64 岁女性，其中，25~49 岁的女性每 3 年进行一次筛查，50~64 岁的女性筛查周期延长到 5 年。筛查项目在苏格兰的目标人群为 20~60 岁的女性，且均每 3 年接受一次筛查。2016 年以后，苏格兰的筛查方案改革同北爱尔兰及威尔士一致。

澳大利亚子宫颈癌筛查开始于 20 世纪 60 年代一个特设的背景下，1986 年，WHO 和国际癌症研究所出版了《子宫颈癌筛查项目指南》，以此为科学依据，在澳大利亚卫生部长顾问理事会（Australian Health Ministers' Advisory Council，AHMAC）的支持下，启动了子宫颈癌筛查，后来发展为今天的国家子宫颈癌筛查项目（national cervical screening program，NCSP），并于 1991 年开始实施。目标人群为 20~69 岁的妇女，每 2 年进行一次巴氏涂片常规筛查。州/领地依据不同的人口组别来确定筛查人群的招募方式，其中癌症组织参与到国家巴氏检验注册中心的建立和筛查人群的招募。

1973 年，加拿大在卫生部副部长会议上首次提出要在全国开展子宫颈癌筛查项目。此后，全国不同地区实施了非标准化模式的筛查。根据加拿大子宫颈癌预防和控制网络指导委员会（Canada Cancer Prevention and Control Network，CCPCN）的指导意见，加拿大于 2007 年建立了筛查绩效指标工作组（the screening performance indicators working group，SPIWG）。SPIWG 的任务是为子宫颈癌筛查项目选定核心绩效指标，以促进不同地区之间的比较。绩效指标将筛查对象的年龄组确定在 20~69 岁，筛查周期为 3 年。

（二）服务提供（人力及物资保障）

英国子宫颈癌筛查项目分国家、地区和地方三个级别进行服务提供的管理，由英国南（西南）国家医疗服务体系［NHS England-South（South West）］制定标准化的服务提供，国家层面的筛查由卫生部牵头，NHS 子宫颈癌筛查项目组指导；区级由 NHS England-South（South West）的实习护士，全科医生和普通医护人员负责筛查服务提供和筛查质控的实施。NHS England-South（South West）的筛选和免疫小组（the screening and immunization team）负责地方层面筛查的实施。美国 CDC 子宫颈癌早期检测项目通过与州卫生部门，领土和部落的卫生机构的授权人签订合作协议来实现筛查。授权人通常与临床医生或其他服务者签订合同，由他们提供子宫颈癌的筛查以及诊断服务。项目被立法授权使用联邦基金的至少

60%来支付直接临床服务，和高达40%的可用于支持检查服务非临床活动。

中国从最早开展妇女病普查工作开始，规定了组织该项工作的一级机构（医院筛查小组）、二级机构（区县级妇幼保健院/所/站）和三级机构（省市级妇幼保健院/所），逐级管理、各有分工。在农村妇女免费"两癌"检查项目中，乡镇卫生院或社区卫生服务机构承担取样、制片、初步的显微镜下观察、可疑和异常病例的登记和督促随访等工作，经县级卫生行政部门认定后可进行子宫颈脱落细胞的染色和阅片。县级及以上医疗卫生机构负责进行子宫颈脱落细胞巴氏检查涂片染色及 TBS 描述性报告，可疑和异常受检者阴道镜检查以及进一步必要的病理学检查、治疗。我国子宫颈癌筛查工作人员包括管理人员和专业技术人员，《农村妇女"两癌"检查项目方案》中提出："承担农村妇女'两癌'检查任务的医疗卫生机构，须经县级及以上卫生行政部门确认后才能开展相关项目工作，具备相应的诊治能力和仪器设备。从事农村妇女'两癌'检查任务的医疗技术人员须具备医师资质并经培训、考核合格。承担农村妇女'两癌'检查人员培训覆盖率达到90%以上。"我国有子宫颈癌筛查人员投入的统计，但没有对从事子宫颈癌筛查的专业技术人员工作组成结构做出明确规定的行政文件，相应缺乏对工作人员专业和资质的界定，以及人员配置比例和数量的规定。专家技术指导组的人员构成也是如此，没有明确提出建立多学科的专家指导组。因此，中国在考虑子宫颈癌筛查人员投入方面，尚缺乏对人员数量和资质的要求。

北京市采取双向选择方式确定140余家筛查诊断机构，以基层卫生机构及二级医疗机构为主体开展初筛，由卫生行政部门指定二级及以上医疗机构承担可疑病例阴道镜等后续诊断。同时每区设2~3家医疗机构，全年为辖区内妇女提供"两癌"筛查和诊断服务。北京妇幼保健院组织专家编写"两癌"筛查技术手册，规范筛查流程，制定筛查、诊断机构及各专业人员的基本要求、培训考核制度，建立全市筛查、诊断机构"两癌"筛查医务人员数据库。开展理论与实践操作全员培训，宫颈细胞学、HPV 检测、阴道镜等相关医务人员需经理论及操作考核合格后方可持证上岗。建立区级骨干培养计划，实行宫颈细胞学、检验人员免费培训、进修观摩制度。妇科检查、宫颈细胞学等9个专业，2000余名专业技术及管理人员参加筛查工作。

（三）经费来源

在美国对于参加了各种医疗保险的女性而言，其筛查费用被医疗保险所覆盖；对于低于贫困线的女性，可向 Medicaid 申请，由政府出资的 Medicaid 为其支付筛查费用；对于"夹心层"来说，凡家庭收入低于2.5倍联邦贫困线且年龄在40~64岁的无保险或保险难以支付的女性，均可向 NBCCEDP 申请免费或低花费的 MAM 检查，NBCCEDP 筛查费用由政府支付。作为全民公费医疗的国家，英国的筛查费用由政府负责筹资。通过公共卫生结果融资协议（Public Health Outcome Funding Agreements，PHOFAs），澳大利亚2001~2002年全国子宫颈癌筛查项目共支出0.88亿，2004~2005年增至1.036亿，2008~2009年持续增加到1.25亿美元。

尽管通过重大公共卫生项目，我国可以满足每年1000万农村妇女免费子宫颈癌检查的需求，但对于众多适龄妇女而言，国家尚没有统一的经费支出用于全部适龄妇女免费"两癌"筛查。部分地区根据各自的财政能力,通过设立专门项目、单位福利、村委会支持、企业筹资等方式,实现辖区子宫颈癌检查服务的免费提供。北京市自2008年开始对户籍35~64岁妇女提供免费筛查,筛查费用由区级财政支付。在子宫颈癌治疗方面,通过中国新型农村合作医疗制度,将妇女子宫颈癌纳入重大疾病保障范围。对住院费用进行补偿,补偿比例在80%左右,不同省市地区根据实际情况,也制定相关的医保补偿政策。

(四) 信息系统

加拿大获取子宫颈癌筛查数据通过以下几个分离的信息系统:全国人口调查(national population health survey,NPHS),加拿大癌症登记处(Canadian cancer registry,CCR)以及各项目省卫生和子宫颈癌筛查项目部门的统计报告。英国通过NHS癌症筛查项目信息系统的HSCIC korner collection(KC)模块收集子宫颈癌个案信息,分为三个系统,从152个upper tier local authorities系统收集筛查对象的基本信息,从病理实验室收集筛查的细胞学检查样本信息,从提供阴道镜服务的199个诊所/信托中心收集后续治疗和结果的信息。瑞典开展全民健康信息化保障体系建设,借此平台通过唯一编号追踪所有个体子宫颈癌筛查、诊断、治疗、治疗后检查的信息,从全部个案数据获得子宫颈癌及筛查方面详实数据而开展分析。新西兰则设置了专门的子宫颈癌防控信息管理系统。

中国的群体性筛查中有群体和个体纸质调查表,包括农村妇女子宫颈癌检查项目省级、县级调查表,对于子宫颈癌筛查的基本情况、政策制定、经费投入、其他投入、健康教育、人员能力建设、督导等方面进行统计。按季度报送至国家级。中国也建立了受检妇女登记,包括检查登记册、个案登记表、随访登记表、季度统计表。自2012年8月1日起取消纸质报表,统一采用妇幼重大公共卫生服务项目信息直报系统数据,报送农村妇女子宫颈癌检查项目季报表,其中包括农村妇女子宫颈癌检查人数以及子宫颈癌个案登记表,设区县级、地市级、省级和国家级4级审核。子宫颈癌个案登记表仅上报组织病理检查结果为CIN1、CIN2、CIN3、原位腺癌(AIS)、微小浸润癌(鳞癌/腺癌)、浸润癌(鳞癌/腺癌)及其他病理检查异常的个案。与子宫颈癌相关的信息收集管理系统或渠道还有妇幼卫生年报,国家癌症登记系统。死因监测、慢性病危险因素监测,医保系统,各类医疗机构的登记系统。但信息系统及数据资源均不能相互连接及信息共享,尚未建立专门用于子宫颈癌防控的信息收集与管理系统,目前尚不能全面的通过这些系统对子宫颈癌防控体系的综合防控效果进行评估。中国已在探索开展全民健康信息化保障体系建设,但全民电子健康档案覆盖率和及时更新率有待完善。

北京市所有"两癌"筛查个案全部录入北京市妇幼信息系统,制定信息上报制度,每年形成数据分析报告,及时发现筛查技术及管理问题,定期组织专家讨论并提出相应整改措施,不断完善筛查策略。

(五) 监督质控

美国NBCCEDP提供筛查质量标准指南以识别服务需求,提高服务水平,参与项目筛查的机构所使用的MAM仪器需经过美国放射学和细胞学实验室学院根据临床实验室改进修正案进行认证，CDC 为所有 NBCCEDP 参与者提供筛查和诊断指导，并帮助评估他们临床服务的适当性和质量。英国通过提供 NHS 子宫颈癌筛查项目质量保证服务（NHS cervical screening programme quality assurance services）来实现对项目质量的监督，服务形式包括建设地区项目质量保证体系，制定质量保证标准和绩效考核制度，提供技术培训和专业指导。加拿大通过筛查绩效指标工作组（the screening performance indicators working group，SPIWG）建立一套完整的核心绩效指标来进行筛查质量的监控。瑞典遵循欧洲建立的子宫颈癌筛查质量保证指南，并在子宫颈癌筛查组织结构中有国家登记质量控制小组，实验室医疗质量保证机制。荷兰的子宫颈癌筛查质量保证指南包涵了对筛查过程中所有环节的质控，在该国筛查的每个样本涂片的取样、类型、病理结果和随访信息都保存在荷兰网络和国家病理学数据库（dutch network and national database for pathology，PALGA），所有的这些涂片由实验室进行质量控制。

我国规定，各级卫生部门定期对辖区内承担"两癌"检查任务的医疗保健机构进行质控。内容包括：子宫颈脱落细胞、VIA/VILY、组织病理和数据上报，对复核比例和达标率有明确要求，对检查质量进行通报并提出改进措施。我国的子宫颈癌筛查督导和评估方案以及标准多从工作开展角度制定，仍需要学习从肿瘤防控角度建立科学的、结构合理的评估标准，具有相应工作流程；开发成员中包括有科学背景、多学科功能、具有该领域知识的专家组，还有应对所有筛查问题的国家顾问委员会。

北京市制定《"两癌"筛查质量控制方案》，明确质控内容、方法、指标、表格等，要求市、区、筛查医疗机构三级质控，组织专家开展全程质控，质控范围覆盖全部筛查机构。通过组织管理质控、妇科质控、宫颈细胞学检查质控、阴道镜筛查质控、组织病理学质控、信息质控等手段，现场查看筛查房屋、设施设备、耗材、档案制度、宣传动员、数据录入、可疑病例追访、资料保存等情况，专家现场复核每个筛查流程，了解服务能力、服务质量情况，质控结束后现场反馈，限期整改，市级质控结果纳入区级妇幼绩效考核分值。定期召开质控会议，对发现的问题及时提出改进意见及整改实施情况。每年市卫生行政部门联合妇儿工委、财政、妇联、工会等部门开展督导评估，督促各级政府落实两癌工作，并向全市通报督导结果，促进筛查工作不断改进。

1. 妇科质控　筛查现场环境、设施、物品准备等状况，观察所有妇科筛查人员的操作流程及表卡册填写情况，现场复核 5%~10% 的筛查妇女，诊断符合率达到 80%。

2. 宫颈细胞学检查质控　阳性涂片长期保留，按 20% 的比例抽查；阴性涂片保留 3 年，按 5%~10% 比例抽查。质控结果对各阅片单位涂片符合率进行比较，并在全市公布结果。

3. 阴道镜筛查质控　观察医师的操作、临床处理及出具的报告是否符合规范。由市级阴道镜专家现场考核阴道镜医师，检查评估宫颈细胞学异常的新病例。调阅近 1 年存储数码图像及文字/或电子档案。抽查 5%~10% 阴道镜检查结果为正常的报告、抽查 5%~10% 阴道镜检查结果为异常的报告、与病理结果进行复核，市级专家审核阴道镜检查报告的正确与规范的合格率应达 90%。

4. 组织病理学质控　抽取 10%~20% 筛查组织病理切片，专家进行复核，诊断符合率达到 95%。

六、我国子宫颈癌筛查策略建议

我国的癌症筛查起步较晚，受多种条件制约，目前工作中还存在诸多问题：①全国无论地域、经济状况、发病死亡情况、卫生服务提供能力等状况，均采用统一筛查策略；②至今尚未开展有效的卫生经济学评价，缺乏筛查效果评价的指标体系；③由于卫生服务能力有限，技术水平参差不齐，组织管理模式及宣传动员等因素的影响，筛查敏感性及特异性均不高。因此出台预防和控制子宫颈癌的有效方案凸显出其工作的重要性和急迫性。我国学者近年对子宫颈癌筛查技术方法的研究及评价较多，但针对适合我国不同人群筛查策略评价文献尚未见报道，而这些数据将对卫生决策者选择最优方案提供重要依据。不同国家间由于经济、地理和卫生系统等方面的差异，在一个国家效果良好的筛查策略可能完全不适合另外一个国家或地区，因此我们有必要利用我国数据在国内开展筛查策略研究。我们应该从服务能力与需求双方探讨将子宫颈癌筛查及早诊断、早治疗方案纳入国家医疗保障体系筹资方案的可行性，为我国卫生决策者在不同地区开展新的子宫颈癌防控项目，提供经济学角度的证据。新一轮更大规模的子宫颈癌筛查计划，在国家医改重大专项的支持下即将开展，在接受筛查个体起始年龄、初筛与随诊方法、筛查间隔及终止年龄等方案应及时修订，以便尽早推出适宜我国国情的并得到各界一致公认的全国性子宫颈癌筛查新指南。

第二章 乳腺癌筛查策略

一、全球乳腺癌流行病学现状

世界范围内，乳腺癌是女性最常见的肿瘤。据估计，2012 年全球新发现乳腺癌病例约 167.7 万例，有 52.2 万人死于乳腺癌。所有女性新发肿瘤中，乳腺癌占 25%（图 2-1）。

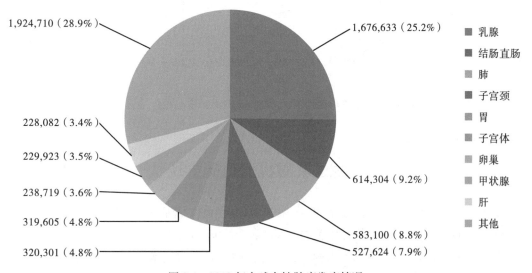

图 2-1　2012 年全球女性肿瘤发病情况

虽然乳腺癌被认为是发达国家的疾病，全球范围内乳腺癌的发病率差异极大，西欧地区的年龄标化发病率（age-standardised rates，ASR）高达 96/10 万，而中非地区仅为 27/10 万。然而，随着近年人均预期寿命的增加，城市化加快以及生活方式的改变，发展中国家和地区的乳腺癌发病率呈现出上升的势头。如图 2-2 所示，中国、印度、菲律宾和泰国等发展中国家的发病率逐年上升。约有 69% 的乳腺癌死亡病例发生在发展中国家。此外，与发达地区相比，欠发达地区的乳腺癌 5 年生存率较低。有研究显示，北美洲、日本和芬兰等国家或地区的乳腺癌 5 年生存率分别高达 83.7%、81.6% 和 80.2%，同期中等收入国家和低收入国家的数据则分别约为 60% 或低于 40%。欠发达国家的 5 年生存率较低，可能是由于这些国家缺乏筛查的相关规划或措施，从而造成很大比例的妇女到疾病晚期才去求医，并缺少适当的诊断和治疗设施。

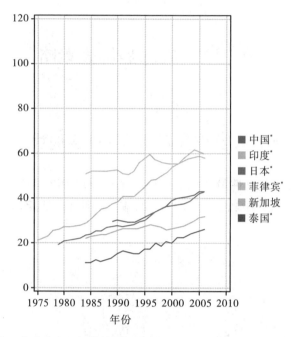

图 2-2　部分国家乳腺癌的年龄标化发病率（/10 万）变化趋势（＊为地区数据）

二、我国乳腺癌流行病学现状

目前，乳腺癌已成为我国女性发病率最高的癌症，癌症死亡原因位居第六。截至 2008 年，中国总计 169452 例新发浸润性乳腺癌，44908 例死于乳腺癌，分别占到全世界乳腺癌的 12.2% 和 9.6%。与其他国家相比，虽然我国乳腺癌的整体发病率较低，但近 20 年来的增长速度是全球的两倍多，如果这一趋势保持不变，到 2021 年，我国的乳腺癌患者将高达 250 万。

乳腺癌的发病情况在城乡和地区间存在差异。与农村女性相比，城市女性的乳腺癌发病率上升更为迅速（图 2-3）。根据中国国家肿瘤登记中心的数据，乳腺癌分别是城市女性和农村女性的第一位和第四位常见肿瘤，城市地区的 ASR（34.3 例/10 万女性）是农村地区的两倍（17.0 例/10 万女性）。东南沿海地区的发病率要高于西部欠发达地区，例如广州乳腺癌 ASR 为 46.6 例/10 万女性，中西部的乳腺癌 ASR 则可低于 7.94 例/10 万女性。

就乳腺癌发病年龄来看，我国女性乳腺癌的确诊年龄为 45~55 岁，要早于西方女性。如图 2-4 所示，2008 年我国的乳腺癌患者中有 83.4% 年龄在 65 岁以下，这一比例要明显高于美国的同期数据（57.4%）。此外，来自上海和北京的研究数据显示，我国乳腺癌存在两个发病高峰年龄段，分别为 45~55 岁和 70~74 岁，这一情况在图 2-3 中也有所体现。

乳腺癌发病率的逐年升高日益威胁着我国女性的健康，并对家庭的幸福和社会经济的

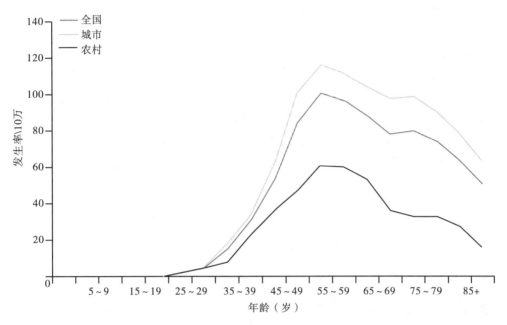

图 2-3　2009 年我国乳腺癌城乡发病情况

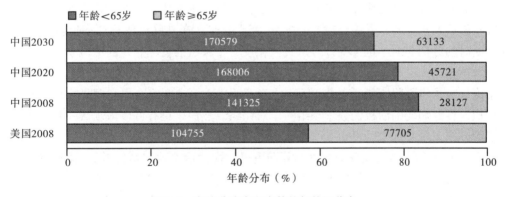

图 2-4　中美乳腺癌发病数的年龄组分布

发展带来诸多不利影响。虽然通过多种预防措施可能会减少一部分乳腺癌的发病，但并不能消除中低收入国家的大部分乳腺癌。因此，实现对乳腺癌的早期诊断能够改善疾病结局、提高生存率，是控制乳腺癌的关键，对于中低收入国家尤为重要。在人群层面开展乳腺癌的筛查能够发现更多的早期病例，但与较成熟的子宫颈癌筛查方法不同，乳腺癌筛查方法较多，目前各国采取的筛查策略也存在较大差异。根据世界卫生组织（WHO）提出的定义，癌症的筛查是以发现隐性存在的癌症为目的，对尚无临床症状的人群开展筛查试验的做法，经过筛查有异常的个体仍需要进一步的检查才能够确诊。选择适当的目标年龄组人群有针对性地进行筛查至关重要，若为不适当的目标年龄组实施筛查，如在乳腺癌风险较低的年轻妇女中进行筛查，可使筛查阳性率较低，同时消耗更多的诊断资源，造成成本效益降低。

基于我国的基本国情和发病现状，应如何选择适宜的筛查策略，采用何种方法，重点针对哪类人群，这些问题都亟待我们思考。本文通过检索国内外相关报告、研究文献等资料，总结乳腺癌筛查方法、效果及应用策略，梳理美国、英国、澳大利亚、加拿大及亚洲部分国家和地区的乳腺癌筛查现状和主要方案，分析我国乳腺癌筛查的现状和主要问题，在此基础上，就进一步完善我国乳腺癌筛查方案提出建议，为推动我国乳腺癌防治工作提供参考和借鉴。

三、乳腺癌筛查方法

（一）乳腺自我检查（breast self-examination，BSE）

BSE 是一项以检查者为中心，简便易行、无需花费、安全无创的检查方法。检查者可以自己实施，无需任何设备支持。几十年来 BSE 作为乳腺癌早期筛查的常规方法，在世界范围内受到广泛的重视。但是，BSE 对降低乳腺癌病死率效果的定论还不一致，它对于乳腺癌的诊断价值也存在争议。过去多年来，美国、加拿大、俄罗斯、英国、日本和中国都先后开展了关于乳腺自我检查的研究，加拿大预防卫生保健组织在比较了来自这些国家的 7 个国际性研究报告后发现，实施乳腺自检与不实施 BSE 的妇女在乳腺癌的病死率上没有差别，肿瘤在诊断时的分期和大小也无统计学意义。相反，干预组的良性病变的活检率明显高于对照组，就医率也大大提高。从而得出结论，BSE 有害无益。在上海进行的研究也得出了与之相似的结论，干预组乳腺癌病死人数 135 例，对照组 131 例，两组在研究期间的乳腺癌累积病死率相似，良性病变的活检例数干预组多于对照组。然而，也有许多该领域的专家认为 BSE 利大于弊。在 40~45 岁妇女中，65% 的乳腺癌是由自己发现的。通过对 BSE 效果的 Meta 分析，证实行 BSE 的患者所发现的乳腺癌分期更早，这预示着她们将获得更高的 5 年生存率。另外，BSE 给妇女认识乳房提供了一个机会，提高了她们的乳房保健意识，并促使她们一旦发现乳房肿块就及时进一步检查。另有研究表明，妇女对于 BSE 的态度比较乐观积极，感兴趣或非常感兴趣达 75.0%，认为做 BSE 对自己的健康重要或非常重要的占 85.1%。但是，BSE 对能否降低乳腺癌病死率目前仍没有统一认识，其对于乳腺癌的诊断价值也存在争议。

（二）临床乳腺检查（clinical breast examination，CBE）

CBE 简便、易行，可重复性强，但敏感度低，受主观因素影响较大。McDonald 等报道，大约 5% 的乳腺癌由 CBE 单独发现，估计其敏感度为 54%，特异度为 94%，乳腺 X 线摄影遗漏但为 CBE 发现的乳腺癌的比例为 5.5%~29.0%。Oestreicher 等分析了 1 年内由 CBE 确诊的 468 例乳腺癌，估计其敏感度为 35%，但在这些被确诊的乳腺癌中，有 83.6% 病例也在乳腺钼靶检查（mammography，MAM）中被发现；在 MAM 呈假阴性的乳腺癌中，有 37% 由 CBE 诊断，但全部仅由 CBE 诊断出的只有 5.7%，并认为其敏感度与肿物大小有关，≤0.5cm 者仅 17.2%，≥2cm 者其敏感度提高至 58.3%，在年轻或肥胖的女性，其敏感度也较低。从目前的研究来看，单用 CBE 作为筛查发现早期乳腺癌的比例仍较低，但其提供了一个让女性警惕乳腺癌发生的机会，如乳腺癌的危险因素、遗传问题、新的诊断方法等信息，从而收到间接的效果。因此，即使有的研究者建议将 CBE 排除在筛查方案之外，但多数认为目前将其摒除的证据还不够充分，还宜将其保留在筛查方案之中。考虑到经济方面的因素，Okonkwo 等认为每年 1 次的 CBE 筛查非常适用于发展中国家。但没有筛查试验可以证明单独采用 CBE 而不辅以 MAM 和（或）乳腺超声检查的优势。

（三）乳腺 X 线摄影（mammography，MAM）

MAM 可以发现临床上触摸不到的微小癌和原位癌，是唯一一种被证明能够有效降低乳腺癌死亡率的影像学方法，也是诊断早期乳腺癌首选的检查方法。西方国家已将 MAM 应用于乳腺癌的大规模普查。有研究显示，乳房致密性影响 MAM 的敏感度，上海一项研究报道乳腺纤维腺体 1+2 型和 3+4 型敏感性分别为 90% 和 61.76%，美国一项研究报道乳腺纤维腺体 1+2 型和 3+4 型敏感性分别为 98.3% 和 83.7%，均有显著差异。且有研究证实年龄同时影响 MAM 诊断乳腺癌的敏感性，Colb 的一项研究中，MAM 在超过 50 岁年龄组和 50 岁以下年龄组敏感度分别为 82.7% 和 58.0%，更适合高年龄组的诊断。与欧美国家不同的是，中国妇女乳房密度普遍较高，而且乳腺癌发病高峰为 40~50 岁，比西方国家提前 10 年左右，这都使 MAM 的敏感度和特异度有所下降；同时考虑到社会经济因素，有研究者认为 MAM 筛查尚不值得在中国进行推广。MAM 能检测以钙化点为主要表现的乳腺癌是其他设备无法替代的，国内一项研究显示 MAM 在钙化组敏感度为 97%，显著高于非钙化组的 83.6%，这类乳腺癌占 30%~40%，仅表现为钙化点的乳腺癌常常是早期乳腺癌，尤其是乳腺导管内原位癌（ductal carcinoma in situ，DCIS），其中 90% 的 DCIS 患者触摸不到肿块，仅由乳腺 X 线摄影发现特征性钙化而诊断。同时国内亦有报道 3483 名 35 岁以上女性的 MAM 报告与数据系统（breast imaging reporting and data system，BI-RADS）评估分类准确率为 63.6%，敏感度为 93.1%，特异度为 45.8%，认为 X 线摄影 BI-RADS 评估分类可以有效地预测乳腺恶性病变，在国内女性乳腺癌筛查应用中具有一定价值。而 Jorgensen 等估计公开组织的筛查项目有过度诊断现象倾向，乳腺癌的增加与 MAM 密切相关，部分乳腺癌是由于过度诊断的结果。因此，对于 MAM 存在争议，争议的焦点主要在于开始实施的时间以及频率。

（四）乳腺超声成像（breast ultrasonography，BUS）

BUS 操作简便、安全、无辐射、可重复性强，并可多切面、动态观察及测量肿块血流等，对囊性肿物显示较 MAM 更为准确，有利于乳腺良恶性病变的鉴别诊断，其效果显著而价格相对较低，所以理论上更适合临床推广应用。广州一项年龄 35~59 岁，共 284168 人的筛查，报告单独超声检查的准确度为 98.62%，灵敏度为 92.05%，特异度为 99.87%，美国一项 27825 名女性乳腺癌筛查项目中，单独超声检查的准确度为 96.6%，敏感度为 75.3%，特异度为96.8%，提示 BUS 在中国妇女具有更好地敏感性。可能是因为与欧美妇女相比，中国妇女的乳腺体积较小、腺体组织致密、脂肪组织较少，因此进行 BUS 可以有效地鉴别囊实性病变，检查腋窝淋巴结和筛查依从性也明显优于 X 线摄片，在中国有着广阔的应用前景。研究显示，在致密型乳腺，BUS 结合 MAM 可以使病灶检出率明显提高。Nothacker 等在综合分析了6个针对乳腺致密且 MAM 结果阴性的女性队列研究后认为，增加高频超声能够筛查出更多小的、隐蔽的乳腺癌，其敏感性不易受乳腺致密程度影响。

（五）乳腺磁共振成像

作为最新的乳腺疾病检查手段，磁共振成像（magnetic resonance imaging，MRI）检查技术可以实现多平面、多参数成像的目标，对于乳腺癌检查的敏感度较高，可达到97.4%。但因其检查费用过高及对人体有损害，所以不作为乳腺癌"初筛"的主要检查手段。在乳腺钼靶摄片检查难以明确肿物的性质及对高危患者检查时，MRI 检查可作为首选技术。在乳腺癌高危病人中，MRI 检查较 MAM 有更高的敏感性，有报道乳腺 MRI 在乳腺癌高危人群的阳性预测值（PPV）是39%。

总结常见乳腺癌筛查方法特点如表2-1。

表2-1　常见乳腺癌筛查方法特点

	实施人	难度	成本	是否能降低死亡率	敏感度影响因素	其　　他
BSE	受检者	简单	无	有争议	—	—
CBE	护士/医生	简单	低	可能	受肿物大小影响	较少作为单独筛查方法
MAM	医生	较难	较高	能	受乳腺密度影响	能够发现特征性钙化，是诊断早期乳腺癌首选的检查方法，但可能造成过度诊断
BUS	医生	较简单	较低	可能	不受乳腺密度影响	能准确诊断囊性肿物，适于致密型乳腺的筛查
MRI	医生	难	高	可能	—	不作为初筛方法，是高危人群的首选方法，对人体有损害

四、乳腺癌筛查策略

（一）筛查对象划分

按照发生乳腺癌风险的不同，可将人群划分为一般风险，较高风险和高风险三类，根据风险不同实施相应的筛查策略。按照美国癌症学会和美国放射协会指南建议：约有80%的女性没有明确的乳腺癌危险因素，这部分女性被定义为"一般风险"；约有15%的女性存在小叶增生、乳腺导管的不典型增生、导管原位癌、浸润性的乳腺或卵巢肿瘤，其罹患乳腺癌的终身风险为 15%~20%，这部分女性被定义为"较高风险"；约有 5% 的女性存在 BRAC1/2 基因突变或 BRAC1/2 基因突变家族史，或有直系亲属发生绝经前的乳腺癌或卵巢癌，或在 10~20 岁间曾接受过霍奇金病放疗，这类女性存在 20% 罹患乳腺癌的终身风险，被定义为"高风险"。一般来说，将"较高风险"和"高风险"女性视作高危人群。

（二）筛查流程

针对风险不同的人群，应有不同的筛查流程（图 2-5）。对一般人群而言，通常以 BSE 作为女性自我检查的手段，提高其乳腺保健意识；对于一定年龄段的女性（如 40 岁以上者），建议其以一定周期（常以 2~3 年为一个筛查周期）前往医疗机构接受筛查，初筛的常见方法由 CBE、MAM 和 BUS，一般 CBE 不作为单一方法，而是与 MAM 或（和）BUS 联合使用；初筛阳性或可疑的女性进一步通过活检确诊。对高危人群而言，通常以 MAM 联合 MRI 作为筛查方法，每年进行一次筛查，筛查起始年龄也较一般人群更早（30 岁）；初筛阳性或可疑的女性进一步通过活检确诊。

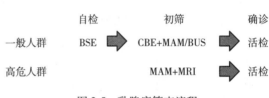

图 2-5 乳腺癌筛查流程

（三）卫生经济学评价

虽然筛查项目已作为降低乳腺癌死亡率的主要方法被广泛应用，但各种筛查方法的应用和经济效益仍存在争议。为合理配置卫生资源，达到最佳预防效果，仍需要对不同的筛查方法及方案进行卫生经济学评价。现有研究主要是通过成本效果和成本效用进行评价，前者将生命年延长、死亡率下降等作为直接效果指标，后者以质量调整生命年（quality adjusted life years，QALYs）作为效用指标。

1. 不同筛查方法的评价　2008 年美国研究人员分析了 CBE、MAM、BUS 和 MRI 等筛查方法的成本效用（表 2-2），但由于纳入研究的对象人群不同，评估所采用的模型方法也各不相同，因此同一种方法的数据也存在较大差异。此外，也有一些研究人员从减少死亡率的角度评价了各种乳腺癌筛查方法。

表 2-2 不同年龄和腺体密度下 MAM 和 BUS 筛检的灵敏度（%）

影响因素	年 龄		乳腺腺体密度	
分组	>50	≤50	脂肪型	致密型
MAM	86.5	71.6	90	61.76（中国）
	82.7	58.0	98.4	83.7（美国）
BUS	97.9	91.89（中国）	—	—
	74	78.6（美国）		

（1）BSE：根据美国卫生服务研究与质量管理局（Agency for Healthcare Research and Quality）2009 年进行的系统综述显示，BSE 并不能显著降低乳腺癌患者的死亡率，但能增加患者中的良性活检结果。

（2）CBE：印度相关研究提示，每 2 年进行一次 CBE 筛查，可获得 522 美元/生命年的成本效用。而另一项日本的研究比较了对 40~49 岁年龄组妇女实施 3 种筛查方案的成本，3 种方案分别为：每年进行一次 CBE 筛查（CBE/年）、每年进行一次 CBE 联合 MAM（CBE+MAM/年）和每 2 年进行一次 CBE 联合 MAM（CBE+MAM/2 年）。结果发现，在包含 10 万名妇女的研究队列中，未筛查组、CBE/年组、CBE+MAM/年组及 CBE+MAM/2 年组可挽救的生命年数分别为 771.8、815.5、852.9 和 833.8，CBE+MAM/年为效果最好的方案。但结合成本观察，与未筛查组相比，每增加 1 个生命年所追加的成本为 367.0 万日元（CBE/年）、339.4 万日元（CBE+MAM/年）、202.5 万日元（CBE+MAM/2 年），因此对 40~49 岁妇女每 2 年进行一次 CBE 联合 MAM 筛查是最具有成本效用的筛查方案。

（3）MAM：此种方法被认为是乳腺癌筛查的金标准，许多国家都将其作为乳腺癌筛查的既定策略。有研究系统回顾了 17 个国家的数据，结果提示 ASR 高于 45.04/10 万的国家应用 MAM 具有成本效用，反之则不具有成本效用，而由于西方国家与亚洲国家在发病率和种族特征（如乳腺密度）上的不同，MAM 技术对于西方国家来说是一项具有成本效用的筛查方法，但对于亚洲国家并非如此。据 2010 年美国相关研究结果显示，对 40 岁以上妇女每年进行一次 MAM 筛查，可使乳腺癌死亡率降低 30%~50%。有研究发现在印度为妇女每 2 年进行一次 MAM 的成本效用为 1846 美元/生命年。在美国，根据不同指标有选择性的使用数字 MAM 为 40 岁及以上妇女筛查乳腺癌，其成本约为 26500 美元/QALY（以年龄为依据选择）–84500 美元/QALY（以年龄和乳腺密度为依据选择）。与以年龄为依据选择性的使用数字 MAM 筛查相比，普遍性的使用数字 MAM 技术筛查乳腺癌筛查效果更好，但也更为昂贵，每延长一个 QALY 将增加 331000 美元的成本。

（4）BUS：此种方法一般作为 MAM 的补充，用于乳腺密度较高妇女的筛查，已被研究证明是一种颇具成本效用的方法。上海市闵行区七宝镇一项 12215 名 35~74 岁妇女的 CBE+MAM+BUS 联合筛查项目显示，每获得一个分期提前需要 135291 元，以生命年为效果指标，为 22764 元/LY。

（5）MRI：现有研究普遍认为 MRI 是一种对乳腺癌高危妇女适宜的筛查方法，高危妇女包括了 BRAC 基因突变者以及罹患乳腺癌终身风险为 20%~25% 或更高者（包括有乳腺或卵巢肿瘤的明显家族史者或正在接受霍奇金病治疗者）。为 BRAC1 和 BRAC2 基因突变者每年进行一次 MRI 联合 MAM 的筛查较单纯使用 MAM 筛查更为有效。在 35~54 岁年龄组中，BRAC1 基因突变者和 BRAC2 基因突变者的成本效用分别为 55420 美元/QALY 和 130695 美元/QALY；若乳腺密度较大或其他情况导致 MAM 敏感性下降时，MRI 的成本效用还会进一步提高，对 BRAC1 基因突变者和 BRAC2 基因突变者分别为 41183 美元/QALY 和 98454 美元/QALY。乳腺癌筛查方法的有效性及成本效用见表 2-3。

表 2-3 乳腺癌筛查方法的有效性及成本效用

方 法	敏感度/特异性（%）	筛查成本（美元）	成本效用（美元/生命年）
CBE	56. 5/93. 7 87. 3/91. 8	—	522（印度） 31900（日本）
MAM	73. 7/94. 3	112*	1846（印度） 26500~331000
BUS	-/34**	70*	—
MRI	87. 7/92. 8	1037*	55420~130695

注：＊2005 年美国 Medicare 报销数据；

＊＊2014 年美国 Medscape 网站数据

2. 不同应用策略的评价

（1）筛查周期：印度研究人员采用微观模拟模型，估计了 40~60 岁妇女每 1 年、2 年、5 年进行一次 CBE 及每 2 年进行一次 MAM 成本效用和死亡率下降情况，发现成本效用随筛查周期延长呈现下降趋势，每 1 年、2 年和 5 年进行一次 CBE 的成本效用分别为 1913 美元/生命年、1341 美元/生命年和 1135 美元/生命年，同期的死亡率分别下降 23.3%、16.3% 和 8.2%；而每 2 年进行一次 MAM 可使死亡率下降 25.8%，这一数据与每年一次 CBE 的效果相似，而成本效用却接近后者的 2 倍（3468 美元/生命年）。

日本研究人员发现，每年进行一次 CBE 和 MAM 联合筛查的效果要好于每 2 年进行一次联合筛查，但考虑成本的问题，每 2 年筛查一次更具有成本效用（每 2 年筛查一次：202.5 万日元/生命年；每年筛查一次：339.4 万日元/生命年）。

（2）筛查对象年龄：美国卫生服务研究与质量管理局进行的系统综述发现，39~49 岁女性采用 MAM 筛查可使死亡率降低 15%（相对风险 [relative risk，RR]：0.85，95% 置信区间 [credible interval，CI]：0.75~0.96），50~59 岁年龄组的结果大体相似（RR：0.86；95%CI：0.75~0.99），但 60~69 岁年龄组死亡率下降更多（RR：0.68；95%CI：0.54~0.87），70 岁及以上年龄组缺乏相关研究数据，年轻妇女存在更多的假阳性，估计还可能造成 1%~10% 的过度诊断。

在日本进行的研究中，研究人员分别检测了 30~39 岁、40~49 岁、50~59 岁、60~69 岁和 70~79 岁年龄组采用每年一次 CBE、每年一次 CBE+MAM 和每 2 年一次 CBE+MAM 的方式筛查可挽救的生命年数量，结果显示 40~49 岁年龄组采用上述三种方式筛查可挽救的生命年都是最多的，其他年龄组挽救生命年由高到低依次为：50~59 岁、60~69 岁、70~79 岁、30~39 岁，其中 30~39 岁年龄组相关数据为 40~49 岁年龄组的 1/3。

中国 Wong 研究组建立了 Markov 模型，对中国香港的乳腺癌筛查方案进行评估，该方案为每 2 年进行一次 MAM 筛查，结果显示对 50~69 岁、50~79 岁、40~69 岁和 40~79 岁人群中，对 40~69 岁年龄段妇女筛查的成本效用最低，仅为 61600 美元/QALYs（64400 美元/生命年），应用概率敏感分析发现，成本低于目前国际上普遍认可的乳腺癌筛查门槛

（50000 美元/QALYs）概率为 15.3%，因此从社会经济学角度考虑此种方案不适宜在中国推广。

印度研究人员通过微观模拟模型测算了三种筛查方案（CBE/2 年，CBE/5 年，MAM/2 年）在 40~60 岁年龄组和 50~70 岁年龄组引起的死亡率下降情况和成本效用，发现无论是哪种方案，40~60 岁年龄组的数据都要更为优异，死亡率下降更多、每拯救 1 个生命年花费更低。

2014 年的欧洲乳腺癌大会上，Liefers 研究组利用荷兰癌症登记中心数据进行的研究表明，把乳腺癌筛查的年纪延长到 70 岁以上仅能够确诊更多的早期乳腺癌，并不能减少晚期乳腺癌的发病率。所以，对于老年妇女的乳腺癌筛查在没有降低晚期乳腺癌的发病率和死亡率的前提下，其不仅会导致过度治疗，还会因此降低她们的生活质量和生存状态。

（3）筛查方式：DeGelder 研究组比较了规律性 MAM 筛查和机会性 MAM 筛查的成本效果和成本效用，在患者依从性同为 80% 的条件下，规律性的方法 20 年后可使乳腺癌死亡率下降 25%，成本效用为 11512 欧元/生命年，而机会性的筛查方法要想取得类似效果，成本为规律性方法的两倍，达到 22671~24707 欧元/生命年。基于这一研究结果，研究人员建议临床医师在对就医患者进行机会性筛查时，要适当减少附加的影像学检查以降低成本。

（4）高危人群筛查：Norman 研究组建立 Markov 模型进行分析，结果发现 30~39 岁的 BRAC1 基因突变妇女采用 MAM 筛查的成本效用为 5200 英镑/QALY，联合 MAM 与 MRI 的成本效用为 13486 英镑/QALY；40~49 岁妇女相应的成本效用分别为 2913 英镑/QALY 和 7781 英镑/QALY，概率敏感分析结果支持联合 MAM 与 MRI 对 30~49 岁 BRAC1 基因突变妇女进行筛查。

一项纳入 649 名有乳腺癌家族史高危妇女的研究表明，单独使用 MAM、增强 MRI 及联合筛查，分别发现 13 例、27 例和 33 例乳腺癌。与单独使用 MAM 相比，联合筛查多发现 1 例乳腺癌的追加成本为 28284 英镑；在仅考虑 BRAC1/2 基因突变的妇女时，相应成本降至 15302 英镑。这一结果提示，增强 MRI 用于有乳腺癌家族史妇女的筛查较为经济，对 BRAC 基因突变者尤为适用。

美国研究人员通过队列研究发现，与单纯使用 MAM 筛查相比，对 BRAC1/2 基因突变妇女采用增强 MRI 联合 MAM 筛查的追加成本效用为 25277 美元/QALY，而对于所有高危妇女而言，这一数据为 45566~310616 美元/QALY。

（四）小结

1. MAM 是多数国家筛查的主要方法，但并不适合作为单一筛查方法在我国普遍推广，可将 CBE 和 BUS 作为 MAM 的补充方法　乳腺癌筛查的方法有许多种，包括 BSE、CBE、MAM、BUS、MRI 及其他多种方法。总体来讲，MAM、BUS 和 CBE 的应用范围较广。BSE 虽然操作简单且成本低，但筛查效果仍存争议；MRI 敏感度高，但费用较高，对人体损害也较大，并不适合作为"初筛"的手段，目前一般作为对高危妇女的筛查方法与 MAM 联合应用。MAM 可发现临床上触摸不到的微小癌和原位癌，是诊断早期乳腺癌首选的检查方法，西方国家已将 MAM 应用于乳腺癌的大规模普查。然而，与 CBE 和 BUS 相比，MAM 的费用较高，同时中国妇女的乳腺密度比西方妇女高，乳腺癌发病率低、发病年龄也更早，因此，推广普遍使用单一的 MAM 方法筛查可能并不适于我国的国情。BUS 对于致密型乳腺的筛查效果较好，CBE 的成本较低，可考虑将上述两种方法作为 MAM 的补充方法，通过一定方式联用，从而寻找到一种更有效果、更经济的筛查方案。

2. 每 2 年筛查一次的频率更为经济，但近年出现筛查周期由 1~2 年进一步延长为 3 年的趋势　从已有的研究结果中可以看出，筛查频率越密集筛查效果越好，但考虑到筛查的成本，一般认为每 2 年筛查一次是最具成本效用的频率。但近年越来越多的学者提出质疑，认为乳腺癌筛查的益处存在一定程度的夸大，而忽视了筛查可能带来的过度诊断和副作用。因此，以英国为代表的一些筛查起步较早的西方国家已出现将筛查周期由原来的 1~2 年延长为 3 年的趋势。

3. 我国女性乳腺癌筛查关口应前移，将关注重点放在 40~59 岁年龄组女性，但对老年妇女的筛查应持谨慎态度　亚洲国家女性乳腺癌的发病年龄要早于西方国家，纵观现有研究发现，欧美国家的研究中对 60~69 岁年龄组进行筛查最具成本效果，而日本和中国等亚洲国家的研究结果则显示对 40~49 岁年龄组进行筛查的成本效用最好。因此，与西方国家相比，我国的筛查关口应进一步前移，更加关注 40~59 岁年龄段的妇女。对 70 岁以上老年妇女进行筛查并不能有效减低晚期乳腺癌的发病率和死亡率，反而有造成过度医疗的可能性，在目前资源较为有限的前提下，就是否对老年妇女开展大规模筛查这一问题上，我国应持谨慎态度。

五、部分国家和地区的乳腺癌筛查现状

（一）美国

在美国，乳腺癌是女性最常见的癌症之一，仅次于皮肤癌，死亡率仅次于肺癌。2012 年美国女性乳腺癌新发病例 232714 例，ASR 为 92.9/10 万，死亡病例为 43909 例。从 1975~2008 年，美国乳腺原位癌及浸润癌的发生率逐年上升，而死亡率呈现下降趋势，1990~2007 年间以每年 2.2% 的速度下降。

1. 法规文件和筛查项目　过去 20 年，美国各州制定了许多与乳腺癌相关的法律，早在 20 世纪 80 年代初，多个州就制定了对乳腺重建和切除术健康保险报销的规定。10 年后，随着乳腺癌的发病增加，各项法律的制定更加倾向和集中于预防，鉴于医疗保险的缺失都被认为是人们不愿接受癌症筛查的主要原因，绝大多数州要求医疗保险中必须涵盖乳腺癌筛查的费用，2010 年颁布的《可支付医疗法案（Affordable Care Act）》更是将乳腺癌的筛查纳入公共医疗补助计划。

美国健康保险规划组（HIP）早在 1963 年就开展了乳腺癌筛查工作，80 年代以来，美国各地先后开展了包括 MAM 在内的乳腺癌早期筛查工作，从中检出了大量以往临床难以检出的无症状早期乳腺癌，从而使乳腺癌的总体死亡率逐年降低。疾病预防控制中心（CDC）自 1991 年开始资助国家乳腺癌和子宫颈癌早期监测计划（national breast and cervical cancer early detection program，NBCCEDP），该项目于 2011 年拯救了 430 万女性的生命，提供了 1070 万的"两癌"筛查检查，56000 例乳腺癌得到了确诊。目前，该项目已覆盖美国 50 个州、哥伦比亚特区、5 个岛屿自由邦、11 个印第安人及阿拉斯加著部落。

2. 实施机构和经费来源　美国开展乳腺癌筛查的机构主要包括医院、诊所和医生办公室。对于参加了各种医疗保险的女性而言，其筛查费用被医疗保险所覆盖；对于低于贫困线的女性，可向公共医疗补助计划申请，由政府出资的公共医疗补助计划为其支付筛查费用；对于"夹心层"来说，凡家庭收入低于 2.5 倍联邦贫困线且年龄在 40~64 岁的无保险或保险难以支付的女性，均可向 NBCCEDP 申请免费或低花费的 MAM 检查，NBCCEDP 筛查费用由政府支付。

3. 筛查方案和现状　过去 30 年，美国一些权威性的癌症机构都将 BSE 作为早期筛查乳腺癌的常规方法之一，鼓励女性进行 BSE。近年来 MAM 和 CBE 成为乳腺癌筛检的主要方法，40~75 岁女性每 1~2 年进行一次筛查，2012 年全美筛查人数 41.6 万，适龄人群参与率为 66.5%，使死亡率下降 23%。

美国并没有制定国家层面筛查指南或技术方案，而是由美国四大肿瘤组织 [美国癌症协会（American Cancer Society，ACS）、国立癌症研究所（National Cancer Institute，NCI）、美国国立综合癌症网络（National Comprehensive Cancer Network，NCCN）和美国预防保健服务工作组（U. S. Preventive Services Task Force，BUSPSTF）] 各自出台了独立的乳腺癌筛查策略（表 2-4）。目前的研究认为，与 NCI 和 BUSPSTF 的推荐指南相比，40~79 岁年龄组妇女进行 MAM 和 CBE 隔年交替的筛查更为经济，成本效用为 35500 美元/QALY。

表 2-4　美国肿瘤组织发布的乳腺癌筛查方案

组织（发布年份）	筛查人群	
	一般人群	高危人群
ACS（2003）	20~39 岁年龄组 BSE，每 3 年进行 1 次 CBE；40 岁以上每年 1 次进行 MAM 联合 CBE；无年龄上限的限制	高危妇女应咨询医生是否提前开始筛查，并决定自己的筛查频率
NCI（1997）	40 岁以上妇女每 1~2 年进行 1 次 MAM；无年龄上限的限制	高危妇女应咨询医生是否提前开始筛查，并决定自己的筛查频率
NCCN（2010）	20~40 岁女性建议每 1~3 年进行 CBE，不建议进行 MAM；推荐年龄≥40 岁的妇女每年进行 MAM	应遵循个体化原则，有选择地对高危青年女性进行 MAM
BUSPSTF（2009）	40~49 岁女性进行个体化筛查，50~74 岁女性每 2 年进行一次 MAM，75 岁以上不推荐	

（二）英国

英国也是乳腺癌高发国家，2012 年英国乳腺癌新发病例为 52399 例，ASR 为 95.0/10 万，

2012 年死于乳腺癌的女性数为 11679 人。

1. 法规文件和筛查项目　英国是世界上首个实施乳腺癌筛查项目的国家。1988 年，英国国家卫生服务体系（NHS）启动实施了乳腺癌筛查项目。英国卫生部秉持"定期做乳腺癌检查每年可以挽救 1400 人的生命"的认知，通过 NHS 乳腺癌筛查项目对 50~70 岁女性进行每 3 年一次的乳房 X 线片检查。2000 年，英国政府制定了 NHS 癌症规划，将癌症相关服务定为优先领域项目，旨在促进癌症的早期诊断及有效的筛查方案。2007 年 12 月，英国政府公布了一项为期 5 年的癌症防治战略，提出将现有的 NHS 乳腺癌筛查覆盖范围扩大，到 2012 年涵盖所有 47~73 岁的英国女性。

2. 实施机构和经费来源　乳腺癌筛查主要是由初级保健机构实施，截至 2003 年全英共有 303 个初级保健机构提供筛查服务，其中有 247 个机构的覆盖率达到了辖区女性总人数的 70% 以上。以英格兰地区为例，该地区共有 80 个乳腺癌筛查中心，这些筛查中心可能依托于医院和诊所，有些甚至设立于购物中心等社区便民场所内。作为全民公费医疗的国家，英国的乳腺癌筛查费用由政府负责筹资。

3. 筛查方案和现状　以往 NHS 项目的目标人群为 50~70 岁的女性，自 2000 年 NHS 发布癌症规划后，逐步将筛查人群的年龄扩大，目前英国部分地区已将筛查范围扩展至 47~73 岁妇女，据估计到 2016 年全英此年龄段女性都将纳入筛查范围，73 岁以上妇女如有意愿可自行预约接受检查，有家族史的高危人群则在年纪较轻时就已被纳入筛查对象。英国大多采用 MAM 进行筛查，出于成本效益的角度，要求适龄女性应每 3 年进行一次 MAM 筛查。2012 年全英筛查人数 195.7 万，适龄人群参与率为 73.3%。数字 MAM 已逐步列入了筛选项目中，且取得了良好的效果，特别在年轻女性及乳腺致密程度相对较高的人群中效果尤为明显，下一步可能将此种技术引进所有的筛查中心。

（三）澳大利亚

乳腺癌位居澳大利亚女性癌症的第二位。自 1993 年起，乳腺癌发病率与死亡率在 50~69 岁女性中稳定下降，这与乳腺癌筛查项目的实施密不可分。

1. 法规文件和筛查项目　1990 年，澳大利亚卫生部长顾问理事会（Australian health ministers' advisory council，AHMAC）同意建议一个国家层面的乳腺癌筛查项目，由具有资质的服务机构为妇女提供优质的乳腺 MAM 检查和病情评估。随后，澳大利亚卫生部启动实施了乳腺癌早期发现国家项目（national program for the early detection of breast cancer），项目于 1996 年更名为澳大利亚乳腺筛查项目（breastscreen Australia），免费为全国 50~69 岁年龄段女性提供每 2 年一次的 MAM 筛查。

2. 实施机构和经费来源　澳大利亚乳腺筛查项目的实施机构主要有两类：一是国家和地方政府的协调机构，主要负责项目的总体规划、设计、监督及筛查对象的招募等；另一是提供筛查服务和病情评估服务的服务机构，这些服务机构都必须通过国家认证，筛查中心向妇女提供 MAM 筛查，评估中心对需进一步检查的人群进行病情评估。目前，澳大利亚共有约 600 个乳腺癌筛查中心，筛查中心和评估中心呈现公立与私立并存的情况。通过公共卫生结果融资协议（public health outcome funding agreements，PHOFAs），澳大利亚乳腺筛查项目由联邦、州和领地政府共同筹资，为妇女提供基本免费的筛查服务。2013 年，澳大利亚政府投入 5570 万元用于扩大筛查覆盖面，将项目目标人群由 50～69 岁女性扩大为 50～74 岁女性。

3. 筛查方案和现状　与美国、英国有所不同，澳大利亚乳腺筛查项目规定年龄是纳入筛查的唯一条件，只要年龄为 40 岁以上的妇女就可以参加筛查，重点目标人群是 50～69 岁妇女。自 2013 年起，项目目标人群范围扩大至 50～74 岁妇女，40～49 岁者可根据自身实际情况自愿参加筛查但不列为重点人群，40 岁以下者不建议进行定期筛查。筛查时间间隔是 2 年，首选筛查方法是 MAM，筛查必须由具备资质的医生进行，每张乳腺摄片均由两名医生平行读片分析。2009～2010 年，澳大利亚通过乳腺筛查项目共为 130 万名 50～69 岁妇女进行了 MAM 检查，占到目标年龄组的 55%，使死亡率下降了 25%～30%。接受筛查的人群中，有 12% 的女性接受了进一步的检查；约有 47% 的浸润性乳腺癌患者在初筛中被发现，63% 的患者在二次筛查中检出。

（四）加拿大

乳腺癌是加拿大妇女最常见的肿瘤，虽然近 10 年该国乳腺癌死亡率略有下降，但仍有 1/9 的妇女罹患乳腺癌，1/25 的妇女死于乳腺癌。20 世纪 60 年代至 90 年代早期，加拿大的乳腺癌发病例数呈现缓慢增长趋势，但自 1993 年起这种增长趋势停滞。2012 年，加拿大新诊断乳腺癌 23420 例，ASR 为 79.8/10 万，有 4924 人死于乳腺癌。

1. 法规文件和筛查项目　1993 年，加拿大卫生部启动了乳腺癌 5 年行动计划（Canadian breast cancer initiative，CBCI），共投资 2500 万美元，全方位支持与乳腺癌相关的研究、治疗、职业教育、早期监测以及信息提供等。1998 年 CBCI 到期时，卫生部长宣布延续此计划，在原有基础上开展更广泛的工作，以防治结合作为工作重点，并持续每年投入 700 万美元。由于加拿大的卫生服务属于各省/属地独立管辖，因此具体的筛查项目由各地独立实施。最早开始实施相关筛查项目的是不列颠哥伦比亚省，截至 2008 年，13 个省份中已有 12 个开展了乳腺癌筛查项目。所有省份开展的项目都以 50～69 岁年龄组的无症状妇女为目标群体，免费为其提供每 2 年一次的 MAM 筛查，而各省对其他年龄组妇女的筛查策略则存在较大差异。

2. 实施机构和经费来源　一般来说，乳腺癌的筛查主要由各筛查中心实施，但社区服务中心和社区卫生机构也会参与筛查项目的宣传、推广工作。各地的乳腺癌筛查项目多为当地政府筹资，免费为目标群体进行筛查服务。

3. 筛查方案和现状　在 12 个省份开展的乳腺癌筛查项目中，都将 50～69 岁年龄组作为重点筛查对象，每 2 年进行一次 MAM，2011 年加拿大预防保健工作组修改了《乳腺癌筛查指南》，将筛查频率降低为每 3 年一次；有 9 个省还纳入了 40～49 岁年龄组，除一省按照每年一次 MAM 筛查外，其余省份均依据《乳腺癌筛查指南》不强制常规进行 MAM 筛查；所有 12 个省均对 70 岁以上年龄组进行每 2～3 年一次 MAM 筛查。筛查方法主要为 MAM，由双人平行阅片保证准确性，还有 4 个省份将 CBE 作为 MAM 的联合筛查方法，不建议进行周期性的 BSE。2012 年全年，加拿大共筛查了 19.6 万人，适龄人群参与率为 47.3%。

（五）其他国家和地区

与欧美国家相比，亚洲地区女性乳腺癌发病年龄较早，发病高峰在 40~50 岁，发病率也低于欧美国家，因此亚洲国家在乳腺癌的筛查上存在一定差异。亚洲的韩国、中国台湾等经济条件较好的国家和地区先后开展了大规模的乳腺癌筛查；日本也开展了相关的筛查计划，但由于缺乏财政资金支出，覆盖率较不理想。泰国、越南和菲律宾等国开展了规模较小的筛查项目，但覆盖率低，防治效果甚微；而印度、孟加拉等国则没有开展相关项目。

韩国自 1999 年开展国家层面的乳腺癌筛查项目（表 2-5），2002 年实现了全国覆盖。目前实施的筛查主要是对 40 岁以上妇女进行每 2 年一次 MAM 筛查，2012 年全年共筛查 260.3 万，适龄人群参与率 39.3%。韩国研究人员建立模型比较了多种筛查方案的可行性，在现行方案以外又提出两种可行方案：一种是对 35~75 岁妇女每 2 年进行 1 次 MAM 筛查，另一种是对 45~54 岁的妇女每 2 年进行 1 次筛查，40~44 岁及 55~65 岁妇女每 3 年筛查 1 次。

日本虽然早在 1977 年就开始了乳腺癌的筛查工作，但由于缺乏资金支持，覆盖率一直不理想，未达到全覆盖。现有筛查与韩国相似，也是为 40 岁以上人群提供每 2 年一次的筛查，主要方法除 MAM 和数字 MAM 外，还包括 CBE。2012 年全年筛查人数 249.3 万，适龄人群参与率 19.0%。日本学者研究发现，每 2 年实施一次 CBE 和 MAM 联合筛检是最富成本效用的方法。

中国台湾自 2010 年起由政府出资，对 40~69 岁人群进行每 2 年一次的 MAM 筛查，截至 2013 年已有 177 万妇女接受筛查，参与率由 2004 年的 4.9% 提高至 2010 年的 23.6%。自大规模筛查开展以来，中国台湾乳腺癌早期发现得到极大改善，2010 年新诊断病例中超过一半为早期肿瘤，0~1 期由 2004 年的 38% 上升为 60%，2 期由 38% 降至 29%，3~4 期则由 23% 下降为 12%。

表 2-5 日本、韩国和中国台湾乳腺癌筛查项目概况

	项目类别	启动年份	经费来源	目标人群	筛查方法	时间间隔	年度筛查人数	参与率
日本	国家/地方项目	1977	以患者自付为主，政府有少量投入	40 岁以上	MAM 数字 MAM CBE	2 年	249.3 万	19.0%
韩国	国家项目	1999	政府筹资和保险支付为主	40 岁以上	MAM 数字 MAM	2 年	260.3 万	39.3%
中国台湾	地区项目	2010	政府筹资为主	40~69 岁	MAM	2 年	—	23.6%

中国香港自 2011 年开始推行乳腺癌筛查项目，该项目由卫生署和香港乳癌基金会赛马慈善信托共同出资，向 40~69 岁妇女提供各类筛查服务。提供的服务主要包括：由护士提

供的 CBE，由放射科医生提供 MAM 和 BUS，由医生提供的活检、咨询和转诊等服务。所有服务中，有41%的服务是免费的，另外 59% 为付费服务。截至 2013 年 3 月，项目共筛查 9550 名妇女，筛出 165 例乳腺癌病例，筛出率 1.73%，筛出病例中 0~1 期占 35.3%，2 期占 43.2%，3~4 期占 21.6%。

（六）经验总结

1. 政府层面给予乳腺癌防治工作极大关注并投入大量资金　鉴于乳腺癌高发病率的特征，各国政府对乳腺癌的防治均十分关注，出台了一系列法案、规划和战略，美国政府通过《可支付法案》将低收入人群的乳腺癌筛查纳入公共医疗补助计划，加拿大卫生部启动了乳腺癌 5 年行动计划，澳大利亚启动了全国的乳腺筛查项目，英国也制定了 NHS 癌症规划，将癌症相关服务定为优先领域项目，这些做法从不同的角度解决了乳腺癌筛查筹资问题并扩大乳腺癌筛查目标群体，从而进一步加强乳腺癌防治相关工作。

同时，各国还向乳腺癌筛查相关机构及服务投入大量资金，例如澳大利亚政府 2013 年向乳腺筛查项目投入 5570 万元，用于扩大筛查覆盖面；加拿大每年向 CBCI 行动计划投入 700 万，加强乳腺癌的防治结合；美国则由 CDC 资助了 NBCCEDP 项目，为低收入人群提供免费筛查。政府对乳腺癌相关项目和工作的资金支持，一方面促进了乳腺癌防治工作的长远发展，另一方面减轻了患者的负担，提高了目标人群的参与积极性。

2. 乳腺癌筛查工作主要以项目形式开展，由政府出资为重点人群实施筛查　目前国际上开展的乳腺癌筛查大多体现为项目的形式。纵观美、英、澳、加及亚洲部分国家和地区，各国/地区均在国家或地区层面组织实施了乳腺癌筛查项目，这些项目大多由政府出资。由于各国乳腺癌的流行病学特征不同，财政状况及对筛查的理解也有所差异，因此项目的重点人群存在差异，美国 NBCCEDP 重点人群为 40~64 岁的贫困妇女，而其他国家和地区的项目则为普惠性项目，并不仅针对贫困妇女，只依据年龄划分重点目标群体。西方国家实施的项目中，大多将 50~70 岁妇女列为重点目标，而日本、韩国和中国台湾等亚洲国家和地区的重点目标人群为 40~70 岁，这种筛查的关口前移是由于种族特征所决定的，亚洲妇女乳腺癌的发病高峰较西方普遍提前。

3. 乳腺癌筛查采取按患病风险分组的实施策略，一般人群基于年龄实行差别化的筛查方案　除澳大利亚外，其他国家进行筛查时均按照患病风险将妇女分为一般群体和高危群体，实施不同的筛查方案（表 2-6）。各国对高危群体的定义有细微的差别，但大多包括了 BRAC 基因突变者、具有明显家族史及其他一些高风险人群。以美国为例，高危妇女一般采取个性化的筛查策略，由妇女向医生征求咨询建议，同时可以比一般群体更早的开始常规筛查。

对一般群体而言，基于筛查对象年龄分组并实施差别化的筛查方案。除美国外，英国、澳大利亚、加拿大等西方国家的筛查重点人群均为 50~70 岁妇女，而亚洲国家和地区重点人群为 40~70 岁，比西方国家提前 10 岁，美国的重点人群与亚洲国家相似。对于重点人群以外年龄段的人群，各国基本采取了基于自愿的筛查策略。筛查方法的选择方面，各国基本都采用了 MAM 技术，美国、日本等国联合了 CBE，上述国家中只有美国推荐使用 BSE 方法。此外，分析发现西方国家近年来呈现出筛查间期逐渐延长的趋势，多采取 2~3 年一次的筛查频率，这可能是由于近年来研究人员认为过于依赖筛查可能会导致过度诊断，并会造成一定的副作用。而亚洲国家和地区的频率较密集，多以 2 年为一个筛查周期。

表 2-6　各国（地区）乳腺癌筛查的主要方案一览

国家和地区	目标人群	筛查方法	时间间隔
美国	40~75 岁	MAM+CBE	1~2 年
英国	50~70 岁（逐步扩大至 47~73 岁）	MAM	3 年
澳大利亚	50~69 岁（逐步扩大至 50~74 岁）	MAM	2 年
加拿大	50~69 岁	MAM+CBE	3 年
日本	40 岁以上	MAM+CBE	2 年
韩国	40 岁以上	MAM	2 年
中国台湾	40~69 岁	MAM	2 年
中国香港	40~69 岁	MAM+CBE/BUS	2 年

4. 筛查机构呈现多样性　在筛查服务的提供方面，各国情况差异较大。澳大利亚和加拿大均有专门的筛查中心，这些中心由国家认证，此外澳大利亚还有一类专门的评估中心，而美国和英国则主要由现有的医疗机构承担筛查服务，美国的筛查机构主要包括医院和诊所，英国为初级卫生保健机构。

六、我国乳腺癌筛查现状及主要问题

（一）现状

1. 法规文件　随着乳腺癌发病率的逐年增高，我国政府也十分重视乳腺癌的防治工作。2003 年 12 月，原卫生部颁发了《中国癌症预防与控制规划纲要（2004—2010 年）》，确定了包括乳腺癌在内的 8 种癌症为防治重点，强调癌症的早期发现、早期诊断和早期治疗，提高癌症防治资源的利用效率。中国抗癌协会也自 2011 年发布了《乳腺癌诊治指南与规范》，并于 2013 年发布了修订版，为乳腺癌的筛查和早期诊断提供了技术指南。

2. 筛查项目　为进一步推进乳腺癌的早期发现和诊断，由原卫生部牵头，我国实施了一系列国家层面的乳腺癌筛查项目，各地也相继在国家项目基础上扩大覆盖面，推进乳腺癌防治工作。2008 年，原卫生部通过中央财政转移支付地方乳腺癌筛查项目，在全国 30 个省（市）53 个县（区）选择项目点，为 35~69 岁的适龄妇女开展乳腺癌筛查工作。在此项目基础上，根据《中共中央国务院关于医药卫生体制改革的意见》和《国务院关于医药卫生体制改革近期重点实施方案（2009—2011 年）》确定的重点工作，原卫生部、财政部和全国妇联决定从 2009 年开始实施农村妇女"两癌"检查项目，在全国范围内开展农村妇女

"两癌"检查，自实施以来累计投入资金 10.9 亿元，为 3715 万名妇女进行了检查，其中仅 2013 年就投入 31 亿元，并为 151 万名妇女进行了乳腺癌检查。按照《农村妇女"两癌"检查项目管理方案》规定，项目采取 CBE、BUS 和 MAM 的方法，为 35~59 岁的农村妇女提供免费的乳腺癌技术检查服务。在国家"两癌"检查项目的基础上，北京、重庆和宁夏等省（市、区）还进一步扩大覆盖范围，免费为城乡所有适龄妇女提供筛查服务。

3. 实施机构　按照"两癌"检查项目的有关规定，主要的实施机构包括乡镇卫生院/社区卫生服务机构、县级级以上医疗机构、妇幼保健机构和疾控机构等。其中，乡镇卫生院/社区卫生服务机构负责一般人群的初筛及高危人群的 BUS 检查，县级级以上医疗机构负责为可疑或阳性妇女提供 MAM 检查，各级妇幼保健机构和疾控机构负责数据的收集、上报和管理。

4. 经费来源　由于"两癌"检查项目主要覆盖了广大农村地区，农村 35~59 岁的适龄妇女接受的筛查服务由政府的专项补助资金支付，财政部门将资金通过国库集中支付方式按工作量直接拨付给相应医疗卫生机构。但对于此年龄范围之外的农村妇女和城市妇女来说，其筛查费用未被纳入医保报销范围，因此筛查费用仍需个人自付。

5. 主要策略和筛查方案　"两癌"检查项目明确了筛查的目标群体为 35~59 岁妇女，就筛查技术的选择来说，一般妇女初筛使用 CBE，可疑或阳性者使用 BUS 和 MAM，高危妇女筛查使用 BUS 技术，但对筛查的时间间隔并未明确规定。

中国抗癌协会发布的《乳腺癌诊治指南与规范（2013 年版）》则建议将乳腺癌高危妇女和一般妇女分类管理，并根据年龄分组选择不同的筛查方案（表 2-7）。

表 2-7　《乳腺癌诊治指南与规范（2013 年版）》筛查方案

一般女性	高危女性
20~39 岁：不推荐进行筛查	建议对高危人群提前进行筛查，筛查间期推荐每半年 1 次，筛查方法除 CBE、BUS 和 MAM 外，还可应用 MRI 等方法
40~49 岁：适合机会性筛查；每年 1 次 MAM；推荐与 CBE 联合；对致密型乳腺推荐与 BUS 联合	
50~69 岁：适合机会性筛查和人群普查；每 1~2 年 1 次 MAM；推荐与 CBE 联合；对致密型乳腺推荐与 BUS 联合	
70 岁以上：适合机会性筛查；每 2 年 1 次 MAM；推荐与 CBE 联合；对致密型乳腺推荐与 BUS 联合	

（二）主要问题

1. 现有的筛查方案亟需进行全面、系统和科学的评价　"两癌"检查项目已启动实施多年，目前仅有部分地区组织实施了筛查结果的研究和分析，而且这些分析大多仅涉及筛出例数、检出率等方面指标，并未涉及卫生经济学方面的评价。所以，如何在全国层面对现行筛查方案进行系统科学的评价，并基于评价结果进一步完善优化现行方案，从而以一种更加经济、可行、有效的方式达到预期的防治结果，是需要我们认真思考的问题。此外，尽管中国抗癌协会出台了《乳腺癌诊治指南与规范》，但也缺乏相应的评价指标来评价这一指南的防治效果。

2. 项目形式的乳腺癌筛查实质是一次性检查，并未形成长效的筛查机制　目前我国主要的乳腺癌筛查是通过"两癌"检查项目实施的，但项目方案仅明确了目标人群、筛查方法和实施机构，并未提出筛查的时间间隔。因此，这种筛查属于一种人群层面的一次性检查。随着项目实施时间的延长，应进一步明确不同群体的筛查间隔，从而更加科学地进行筛查，达到最佳的早期发现和诊断目的。

3. 筛查目标人群的选择未充分考虑我国乳腺癌流行病学特征　与西方国家相比，我国女性乳腺癌发病年龄较小，且乳腺组织致密，结合这些特征，我国的筛查目标人群为35～59岁，较西方国家目标人群的年龄要小，与亚洲国家更加接近，而且更加强调BUS技术的应用。然而，除上述流行病学特征外，我国乳腺癌的发病还呈现出"东南高、西北低、城市高、乡村低"的特征，而现行的"两癌"检查项目仅针对乡村妇女，在资源配置上也更加倾向于西部贫困地区，发病较严重的城市地区和东南部经济较发达地区恰恰未能受到足够的关注。

4. 筛查方案较单一，没有参考各地经济状况调整相应的筛查方案　2008年，WHO提出了乳腺癌筛查的分级服务内容（表2-8），将乳腺癌筛查方式划分为基本服务、二级服务、三级服务和最高级服务，随着服务级别的增高，筛查方式也逐渐由询问病史和CBE发展为对40岁以上妇女每年一次的MAM。由于各级服务在成本上的差异，WHO建议在具有足够多资源的高收入国家，可以实施三级或最高级服务，而资源有限的发展中国家可酌情采取基本服务或二线服务。WHO这一方案的提出，体现了乳腺癌筛查方案应与当地的经济发展程度相适应的宗旨。反观我国现行的筛查方案，无论是"两癌"检查项目还是《乳腺癌诊治指南与规范（2013年版）》都采取了单一的筛查方案，并没有根据各地经济状况制定相适应的方案。对发病率较高的东部沿海地区来说，这种单一的方案可能会造成早期乳腺癌的漏诊，影响筛查的效果；对发病率较低的西部地区来说，一方面由于卫生资源的制约可能会导致方案落实困难，另一方面方案的推行可能会造成卫生资源的浪费。

表2-8　WHO乳腺癌筛查分级服务标准

	基本服务	二级服务	三级服务	最高级服务
筛查方案	询问临床病史与CBE	1. 在CBE（+）的女性中实行诊断性BUS或者诊断性MAM 2. 在目标人群中进行MAM筛查	1. 针对50～69岁女性每2年一次MAM 2. 考虑对40～49岁女性，每12～18个月一次MAM	1. 对40岁及以上女性每年一次MAM 2. 其他适宜高危人群的影像学检查

5. 亟需建立乳腺癌筛查相关服务的长效筹资机制　已有的研究发现，妇女对筛查依从

性不佳的主要原因是经济方面的因素。农村地区的适龄妇女可通过"两癌"检查项目获得免费的服务，虽然已有部分地区扩大了项目的覆盖面，实现了城乡覆盖，但仍有大量城市妇女和农村其他年龄段妇女需要自行承担筛查费用，这无疑会影响我国乳腺癌筛查的全面覆盖程度，而且这种项目形式的投入在可持续性上也存在一定程度的制约。因此，应尽快建立健全我国乳腺癌筛查相关服务的长效筹资机制，将乳腺癌筛查服务纳入医疗保险报销范围，实现筛查工作的可持续发展。

6. 公众对乳腺癌筛查的知晓率和参与程度有待进一步提高　由于受文化、经济、卫生等条件的限制，加上传统观念及家人、朋友、社会的影响，害怕发现癌症等因素的影响，我国公众参与乳腺癌早期筛查的情况不尽如人意。鉴于这一情况，应加大对乳腺癌筛查相关知识和政策的宣传，从根本上扭转公众的理念，进一步提高知晓率和参与程度。

七、政 策 建 议

我国女性乳腺癌具有独特的发病特征：一是发病年龄较早，发病高峰为 45~55 岁；二是我国女性的乳腺组织较致密。这些特征与西方国家有较大差异，影响了我国乳腺癌筛查方法的选择和重点人群的划分，在乳腺癌筛查方案的制定上也不能照搬西方国家的模式。目前，我国实施的"两癌"检查项目虽然取得了可喜的成绩，但也存在着没有明确的筛查频率、目标人群的划分未充分考虑我国流行病学特征、筛查方案缺乏科学全面的评价等问题。因此，本报告在总结我国筛查现状基础上，结合国际经验和筛查方法的特点及卫生经济学分析，提出以下政策建议。

1. 按照发病风险划分高危人群和一般人群，采取分类管理的策略　对高危人群实施个性化管理，并鼓励高危妇女提早进行规律筛检。对一般人群，按照年龄划分重点筛查人群和非重点筛查人群，前者推广规律性筛查，后者实行基于自愿的机会性筛查。

2. 应结合我国的发病特征和亚洲国家和地区的经验，将筛查关口前移　与西方国家 50~69 岁的重点年龄组相比，我国的筛查关口应前移，结合我国发病高峰年龄和亚洲国家经验，并参照日本相关卫生经济学的研究结果，建议将重点筛查年龄组定为 40~59 岁。

3. 在筛查方法的选择上，依据具体情况探索 MAM 联合 CBE、BUS 和 MRI 的方法　对高危人群采取 MAM 联合 MRI 的方法。对一般人群，出于组织解剖学特点和经济学角度，不推荐单纯的 MAM 方法，建议 MAM 联用 BUS、CBE，但具体的方案仍需进一步深入研究。

4. 筛查周期应延长为 2~3 年　越来越多的研究显示，每 1~2 年一次的筛查可能过于密集，一方面造成资源浪费，另一方面也会对筛查对象产生一定的副作用。目前，部分西方国家已将筛查周期由原来的 1~2 年延长为 3 年。因此，建议我国的筛查由目前的每 1~2 年一次延长为每 3 年一次。

5. 根据各地经济状况制定分级筛查方案，加强对城市地区和经济发达地区的筛查力度。现有的筛查项目主要向农村和西部地区倾斜，但分析我国乳腺癌的流行病学特征发现，近年来乳腺癌发病率在城市和东南部经济发达地区上升更为迅速，因此应根据各地不同的经济发展状况，制定分级筛查方案，加强对经济发达地区和城市地区的乳腺癌筛查工作，在这些地区采取更为严格的筛查方案，并在相应的资源配置上给予一定程度的关注。

6. 就筛查方案的评价开展全面、科学的研究 目前，关于乳腺癌筛查的研究在西方发达国家开展较多，而亚洲地区相关研究较少。我国自"两癌"检查项目启动以来，尚未对现行筛查方案的效果及卫生经济学等方面进行全面、科学和系统的评价研究。由于流行病学特征、乳腺组织结构和社会经济现状与西方国家存在较大差异，因此现有的研究及经验不能对我国形成有效的借鉴和启示，因此我国亟需在筛查方案的评价方面进行深入、系统、科学的研究，从而为进一步完善乳腺癌筛查方案及相关政策提供参考和借鉴。

第三章　北京市子宫颈癌、乳腺癌筛查现况及数据分析

子宫颈癌、乳腺癌是威胁广大女性最主要的恶性肿瘤。2008 年北京市在全国率先启动"两癌"免费筛查试点工作，2009 年全市全面推开，乳腺筛查方法以乳腺超声为主，子宫颈癌筛查主要采用子宫颈细胞学方法。2011 年形成每两年一个周期的长效机制，筛查年龄确定为 35~64 岁，将阴道镜、子宫颈组织病理检查、乳腺 X 线摄影检查也纳入免费筛查范畴。为进一步了解筛查现况，掌握筛查中的问题，对北京市 2008~2016 年完成对 200 余万人次的"两癌"筛查个案进行数据分析。因 2008~2009 年筛查数据为离线采集，且筛查年龄、方法与后三个周期有较大差异，故后续以区县、个案为基础的分析，以后三个周期为主。具体分析结果如下：

一、筛查人群的基本情况

2008~2016 年，北京市以两年为一个周期，共对本市户籍适龄妇女进行了四个周期的"两癌"筛查工作，时间段分别为 2008~2009 年、2011~2012 年、2013~2014 年、2015~2016 年。

（一）筛查覆盖情况

如表 3-1 所示，四个周期累计进行子宫颈癌筛查 2025514 人次。第一周期妇女筛查年龄范围较大，为 25~65 岁，筛查覆盖率为 19.24%；第二周期筛查年龄范围缩小到 35~59 岁，筛查覆盖率为 13.27%；第三、四周期筛查年龄范围为 35~64 岁，筛查覆盖率为 15% 左右，第四周期的筛查覆盖率较第三周期略有升高。

表 3-1　各周期子宫颈癌筛查覆盖率

筛查周期	筛查年龄（岁）	适龄筛查人数	同期适龄妇女数	筛查率（%）
2008~2009 年	25~65	728704	3787748	19.24
2011~2012 年	35~59	349106	2630818	13.27
2013~2014 年	35~64	458735	3032690	15.13
2015~2016 年	35~64	488969	3123095	15.66

如表 3-2 所示，全市四个周期累计参加乳腺癌筛查的妇女共计 1983281 人次。第一周期筛查年龄范围为 40~60 岁，筛查覆盖率为 26.74%；第二周期筛查年龄范围为 35~59 岁，筛

查覆盖率为 14.43%；第三、四周期筛查年龄范围为 35~64 岁，筛查覆盖率为 17% 左右，第四周期的筛查覆盖率较第三周期有所提高。

表 3-2　各周期乳腺癌筛查覆盖率

筛查周期	筛查年龄（岁）	适龄筛查人数	同期适龄妇女数	筛查率（%）
2008~2009 年	40~60	568000	2124159	26.74
2011~2012 年	35~59	379691	2630818	14.43
2013~2014 年	35~64	501280	3032690	16.53
2015~2016 年	35~64	534310	3123095	17.11

北京市 2008~2016 年 4 个周期"两癌"筛查率如图 3-1。

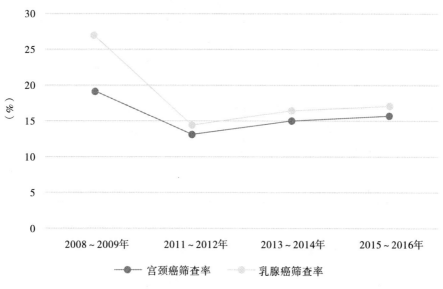

图 3-1　北京市 2008~2016 年 4 个周期"两癌"筛查率

（二）筛查人群的年龄

第一周期子宫颈癌筛查年龄范围为 25~65 岁，第二周期为 35~59 岁，第三、四周期为 35~64 岁。筛查人群的年龄分布如表 3-3 所示。

第一周期乳腺癌筛查的年龄范围为 40~60 岁，第二周期为 35~59 岁，第三、四周期为 35~64 岁。筛查人群的年龄分布如表 3-4 所示。

各周期参与"两癌"筛查的妇女均以 45~54 岁年龄段居多。低于 40 岁年龄段和 60 岁及以上年龄段的妇女参与筛查的人数较少，在全体参与筛查的妇女中所占的比例也较小。

表3-3　北京市四个周期参加子宫颈癌筛查妇女的年龄分布（%）

年龄（岁）	2008~2009 年	2011~2012 年	2013~2014 年	2015~2016 年
25~29	26504（3.4）	—	—	—
30~34	42375（5.5）	—	—	—
35~39	79304（10.2）	44790（12.9）	39258（8.6）	43315（8.8）
40~44	120536（15.5）	70474（20.2）	73750（16.1）	64779（13.2）
45~49	163308（21.1）	93895（26.9）	93625（20.4）	97631（20.0）
50~54	159170（20.5）	77351（22.2）	106408（23.2）	118922（24.3）
55~59	124505（16.1）	62596（17.9）	88994（19.4）	94064（19.2）
60~65	59451（7.7）	—	56700（12.4）	70258（14.4）
合计	728704（100.0）	349106（100.0）	458735（100.0）	488969（100.0）

表3-4　北京市四个周期参加乳腺癌筛查妇女的年龄分布（%）

年龄（岁）	2008~2009 年	2011~2012 年	2013~2014 年	2015~2016 年
35~39	—	48167（12.7）	42981（8.6）	47140（8.8）
40~44	151362（26.7）	76474（20.1）	80609（16.1）	70911（13.3）
45~49	156306（27.5）	103066（27.1）	103045（20.6）	107664（20.2）
50~54	154527（27.2）	83842（22.1）	115588（23.1）	129249（24.2）
55~59	105805（18.6）	68142（17.9）	96485（19.2）	101710（19.0）
60~65	—	—	62572（12.5）	77636（14.5）
合计	568000（100.0）	379691（100.0）	501280（100.0）	534310（100.0）

（三）筛查人群的文化程度

参与子宫颈癌和乳腺癌筛查妇女的文化程度情况如表3-5和表3-6所示。各周期"两癌"筛查妇女的文化程度特征较为一致，即初中及以下文化程度的妇女所占比例最大，其次为高中或中专学历的妇女，大专及以上学历的妇女所占比例最小。

表3-5　北京市参加子宫颈癌筛查妇女的文化程度情况（%）

文化程度	2008~2009 年	2011~2012 年	2013~2014 年	2015~2016 年
初中及以下	482885（66.3）	243351（69.7）	306228（68.3）	314406（66.1）
高中或中专	164705（22.6）	80108（22.9）	98714（22.0）	103329（21.7）
大专及以上	81114（11.1）	25647（7.3）	43187（9.6）	57811（12.2）
合计	728704（100.0）	349106（100.0）	448129（100.0）	475546（100.0）

注：部分人群该项信息缺失

表 3-6 北京市参加乳腺癌筛查妇女的文化程度情况 （%）

文化程度	2008~2009 年	2011~2012 年	2013~2014 年	2015~2016 年
初中及以下	384940 （66.8）	267221 （70.4）	338604 （69.1）	349561 （67.2）
高中或中专	134741 （23.7）	85208 （22.4）	105394 （21.5）	109940 （21.1）
大专及以上	48319 （8.5）	27262 （7.2）	46148 （9.4）	60886 （11.7）
合计	568000 （100.0）	379691 （100.0）	490146 （100.0）	520387 （100.0）

注：部分人群该项信息缺失

（四）筛查人群的职业

参与"两癌"筛查妇女的职业情况如表 3-7 和表 3-8 所示。各周期均以农、林、牧、渔、水利业生产人员所占比例最大，接近 50%，其次为失业（含待业及无业人员），约占全部筛查妇女的 1/3，其余职业类型的妇女所占比例较小。

表 3-7 北京市四个周期参加子宫颈癌筛查妇女的职业情况 （%）

职 业	2008~2009 年	2011~2012 年	2013~2014 年	2015~2016 年
国家机关、党群组织、企业、事业单位负责人	19473 （2.8）	7649 （2.2）	9467 （2.1）	12615 （2.6）
专业技术人员	23880 （3.4）	8032 （2.3）	17214 （3.8）	21680 （4.4）
办事人员和有关人员	15673 （2.3）	10292 （2.9）	12182 （2.7）	15749 （3.2）
商业、服务业人员	32052 （4.6）	14350 （4.1）	21128 （4.6）	22918 （4.7）
农、林、牧、渔、水利业生产人员	273531 （39.3）	165288 （47.3）	202456 （44.1）	224105 （45.8）
生产、运输设备操作人员及有关人员	80818 （11.6）	2917 （0.8）	4834 （1.1）	5369 （1.1）
不便分类的其他从业人员	34804 （5.0）	10246 （2.9）	13610 （3.0）	13120 （2.7）
失业（含待业及无业人员）	215254 （31.0）	130332 （37.3）	150382 （32.8）	136394 （27.9）
学生	—	—	22 （<0.1）	29 （<0.1）
军人	—	—	34 （<0.1）	56 （<0.1）
其他			27406 （6.0）	36934 （7.5）
合计	695485 （100.0）	349106 （100.0）	458735 （100.0）	488969 （100.0）

注：部分人群该项信息缺失

表 3-8 北京市四个周期参加乳腺癌筛查妇女的职业情况 （%）

职 业	2008~2009 年	2011~2012 年	2013~2014 年	2015~2016 年
国家机关、党群组织、企业、事业单位负责人	12927 （2.4）	8208 （2.2）	10178 （2.0）	13476 （2.5）
专业技术人员	15120 （2.8）	8461 （2.2）	18385 （3.7）	22761 （4.3）

续 表

职 业	2008~2009 年	2011~2012 年	2013~2014 年	2015~2016 年
办事人员和有关人员	10821 (2.0)	10777 (2.8)	12900 (2.6)	16532 (3.1)
商业、服务业人员	20201 (3.7)	15225 (4.0)	22403 (4.5)	24418 (4.6)
农、林、牧、渔、水利业生产人员	208911 (38.7)	182097 (48.0)	225919 (45.1)	253424 (47.4)
生产、运输设备操作人员及有关人员	63536 (11.8)	3158 (0.8)	5227 (1.0)	5625 (1.1)
不便分类的其他从业人员	26161 (4.8)	10864 (2.9)	14927 (3.0)	14104 (2.6)
失业（含待业及无业人员）	182598 (33.8)	140901 (37.1)	161308 (32.2)	145043 (27.1)
学生	—	—	22 (<0.1)	31 (<0.1)
军人	—	—	32 (<0.1)	62 (<0.1)
其他			29979 (6.0)	38834 (7.3)
合计	540275 (100.0)	379691 (100.0)	501280 (100.0)	534310 (100.0)

注：部分人群该项信息缺失

二、子宫颈癌筛查结果

（一）子宫颈癌和癌前病变检出情况

子宫颈癌前病变包括 CIN2、CIN3 和子宫颈原位腺癌（AIS 或 CGIN3），子宫颈癌包括了子宫颈微小浸润癌和子宫颈浸润癌。如表 3-9 所示，四个周期累计检出子宫颈癌前病变 3653 人次，子宫颈癌 213 人次。在四个周期的子宫颈癌筛查工作中，子宫颈癌检出率大体上呈下降趋势，癌前病变检出率大体上呈上升趋势。至第四周期，子宫颈癌检出率为 8.4/10 万，子宫颈癌前病变检出率为 247.7/10 万。

如表 3-10 及图 3-2 至图 3-5 所示，各区县子宫颈癌和癌前病变检出率差别较大。在第一周期中，延庆区子宫颈癌和癌前病变检出率最高，为 279.6/10 万，房山区检出率最低为 18.1/10 万。在第二周期中，子宫颈癌和癌前病变检出率最高的门头沟区达 583.7/10 万，8 个区县检出率低于北京市平均水平。在第三周期中，昌平区检出率最高，为 514.2/10 万，丰台区检出率最低，为 69.6/10 万，10 个区县的检出率低于北京市平均水平。在第四周期中，西城区检出率最高为 684/10 万，东城区检出率最低，为 112.2/10 万，10 个区县的检出率低于北京市平均水平。

子宫颈癌早诊率指组织病理学结果为 CIN2、CIN3、原位腺癌、微小浸润癌和浸润癌的人群中，结果为 CIN2、CIN3、原位腺癌和微小浸润癌的人所占的比例。在四个周期的筛查中，早诊率呈上升趋势，早诊率从第一周期的 91.9% 升高到第四周期的 97.6%。

表 3-9 各周期子宫颈癌和癌前病变检出情况

筛查周期	子宫颈癌筛查总人数	癌前病变人数[1]	子宫颈癌人数[2]	癌前病变及子宫颈癌检出率(/10万)	癌前病变检出率(/10万)	子宫颈癌检出率(/10万)	早诊率(%)
2008~2009 年	728704	513	89	82.6	70.4	12.2	91.9
2011~2012 年	349106	668	30	199.9	191.3	8.6	97.3
2013~2014 年	458735	1261	53	286.4	274.9	11.6	97.5
2015~2016 年	488969	1211	41	256.0	247.7	8.4	97.6

注：1. 子宫颈组织病理检查结果为 CIN2、CIN3 和原位腺癌的人数；2. 子宫颈组织病理学检查结果为微小浸润癌和浸润癌的人数

表 3-10 北京市四个周期各区县子宫颈癌前病变及子宫颈癌检出情况

区县	2008~2009 年			2011~2012 年			2013~2014 年			2015~2016 年		
	癌前病变及子宫颈癌检出率(/10万)	癌前病变检出率(/10万)	子宫颈癌检出率(/10万)	癌前病变及子宫颈癌检出率(/10万)	癌前病变检出率(/10万)	子宫颈癌检出率(/10万)	癌前病变及子宫颈癌检出率(/10万)	癌前病变检出率(/10万)	子宫颈癌检出率(/10万)	癌前病变及子宫颈癌检出率(/10万)	癌前病变检出率(/10万)	子宫颈癌检出率(/10万)
东城区	68.2	60.6	7.6	291.1	274.5	16.6	180.7	160.6	20.1	112.2	112.2	0
西城区	231.5	206.2	25.3	0	0	0	225.2	187.7	37.5	684.0	684.0	0
原崇文区	95.4	95.4	0	—	—	—	—	—	—	—	—	—
原宣武区	79.8	74.5	5.3	—	—	—	—	—	—	—	—	—
朝阳区	146.9	126.3	20.6	243.7	215.7	28.0	321.7	316.3	5.3	178.3	176.1	2.2
丰台区	43.9	29.8	14.1	159.1	144.7	14.5	69.6	69.6	0	177.0	171.8	5.2
石景山区	130.8	111.6	19.2	86.3	67.1	19.2	260.1	260.1	0	252.5	239.2	13.3
海淀区	62.3	57.5	4.8	74.5	74.5	0	233.7	227.1	6.6	236.7	234.0	2.7
门头沟区	186.7	179.2	7.5	583.7	572.2	11.4	325.7	312.9	12.8	293.5	287.7	5.9
房山区	18.1	16.7	1.4	75.8	71.3	4.5	269.7	252.5	17.2	309.9	299.3	10.6

续　表

区县	2008~2009年			2011~2012年			2013~2014年			2015~2016年		
	癌前病变及癌检出率(/10万)	癌前病变检出率(/10万)	子宫颈癌检出率(/10万)	癌前病变及癌检出率(/10万)	癌前病变检出率(/10万)	子宫颈癌检出率(/10万)	癌前病变及癌检出率(/10万)	癌前病变检出率(/10万)	子宫颈癌检出率(/10万)	癌前病变及癌检出率(/10万)	癌前病变检出率(/10万)	子宫颈癌检出率(/10万)
通州区	19.1	11.5	7.6	35.4	35.4	0	126.1	117.7	8.4	174.5	172.2	2.3
顺义区	65.1	56.8	8.3	93.5	91.7	1.8	242.6	231.8	10.8	115.4	110.2	5.1
昌平区	43.2	34.6	8.6	229.5	218.0	11.5	514.2	490.0	24.2	364.6	335.9	28.7
大兴区	51.9	27.8	24.1	112.6	110.0	2.7	310.0	289.1	20.9	211.5	206.1	5.4
怀柔区	127.3	110.0	17.3	417.8	417.8	0	416.6	412.9	3.7	227.9	221.0	6.9
平谷区	45.2	42.0	3.2	258.1	240.5	17.6	431.4	422.6	8.8	595.0	578.6	16.4
密云区	43.6	34.9	8.7	261.5	258.5	3.0	264.7	248.5	16.1	438.6	419.0	19.6
延庆区	279.6	267.7	11.9	464.6	443.8	20.8	224.5	219.5	5.0	139.8	139.8	0
北京市	88.0	75.8	12.2	199.9	191.3	8.6	286.4	274.9	11.6	256.0	247.7	8.4

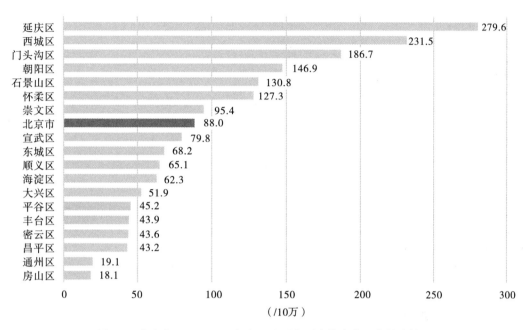

图 3-2　北京市 2008~2009 年各区县子宫颈癌前病变和癌检出情况

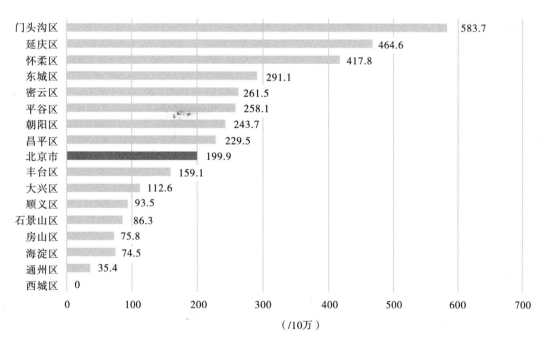

图 3-3　北京市 2011~2012 年各区县子宫颈癌前病变和癌检出情况

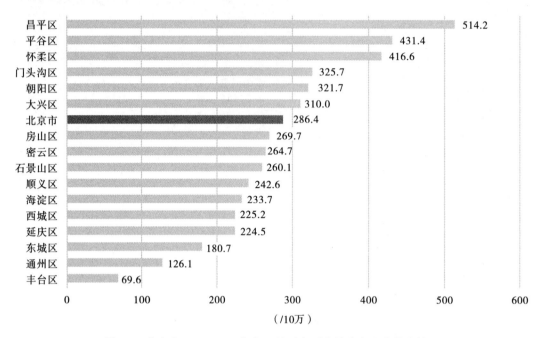

图 3-4　北京市 2013~2014 年各区县子宫颈癌前病变和癌检出情况

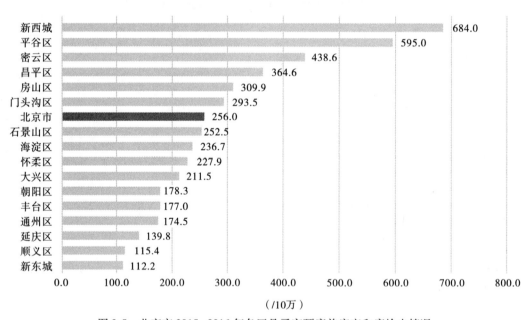

图 3-5　北京市 2015~2016 年各区县子宫颈癌前病变和癌检出情况

（二）子宫颈细胞学检查结果

子宫颈细胞学检查是子宫颈癌筛查的核心内容。四个周期子宫颈细胞学检查的实检人数及 TBS 分类结果如表 3-11 所示。子宫颈细胞学检查方法分为传统巴氏细胞学检查和液基细

表3-11 北京市四个周期子宫颈细胞学检查结果

			实检人数	NILM	ASC-US	ASC-H	LSIL	HSIL	SCC	AGC-NOS	AGC-N	AIS	ADCA	异常合计[1]
2008~2009年	巴氏	人数	424620	415399	6501	718	1045	596	8	317	10	9	17	16587
		%	—	97.8	1.5	0.2	0.3	0.1	0.0	0.1	0.0	0.0	0.0	2.3
	液基	人数	304078	296712	5175	426	1168	435	19	116	11	6	10	7066
		%	—	97.6	1.7	0.1	0.4	0.1	0.0	0.0	0.0	0.0	0.0	2.0
	合计	人数	728698	712111	11676	1144	2213	1031	27	433	21	15	27	12413
		%	—	97.7	1.6	0.2	0.3	0.1	0.0	0.0	0.0	0.0	0.0	2.3
2011~2012年	巴氏	人数	170243	166500	2569	262	538	300	11	42	21	0	0	3743
		%	—	97.8	1.5	0.2	0.3	0.2	0.0	0.0	0.0	—	—	2.2
	液基	人数	175538	172215	2106	264	733	181	5	27	7	0	0	3323
		%	—	98.1	1.2	0.2	0.4	0.1	0.0	0.0	0.0	—	0	1.9
	合计	人数	349084	338715	4675	526	1271	481	16	69	28	0	0	7066
		%	—	97.0	1.3	0.2	0.4	0.1	0.0	0.0	0.0	—	0	2.0
2013~2014年	巴氏	人数	194980	189361	3242	198	732	269	5	153	11	0	0	4610
		%	—	97.1	1.7	0.1	0.4	0.1	0.0	0.1	0.0	—	0	2.4
	液基	人数	259565	251292	4853	409	2019	397	15	83	11	0	0	7787
		%	—	96.8	1.9	0.2	0.8	0.2	0.0	0.0	0.0	—	0	3.0
	合计	人数	456386	442476	8103	609	2757	666	20	236	22	0	0	12413
		%	—	97.0	1.8	0.1	0.6	0.1	0.0	0.1	0.0	—	0	2.7
2015~2016年	巴氏	人数	139690	136465	2107	120	529	216	3	18	7	1	0	3001
		%	—	97.7	1.5	0.1	0.4	0.2	0.0	0.0	0.0	0.0	0.0	2.1
	液基	人数	342558	334019	5390	396	2014	404	9	64	9	2	1	8289
		%	—	97.5	1.6	0.1	0.6	0.1	0.0	0.0	0.0	0.0	0.0	2.4
	合计	人数	482249	470485	7497	516	2543	620	12	82	16	3	1	11290
		%	—	97.6	1.6	0.1	0.5	0.1	0.0	0.0	0.0	0.0	0.0	2.3

注：1. 子宫颈细胞学结果为 ASC-US 及以上者定义为子宫颈细胞学结果异常

胞学检查两种。在四个周期的筛查中，采用传统巴氏细胞学检查的人数逐渐减少，液基细胞学检查人数逐渐增多，至第四周期，巴氏细胞学的检查人数约占1/3，液基细胞学检查人数约占2/3。

按照TBS分类，子宫颈细胞学检查结果分为NILM、ASC-US、ASC-H、LSIL、HSIL、SCC、AGC-NOS、AGC-N、AIS、ADCA。子宫颈细胞学检查结果为ASC-US及以上定义为子宫颈细胞学异常。四个周期子宫颈细胞学异常的检出率为2%~3%。目前，应用巴氏细胞学和液基细胞学检查方法检出的异常率分别2.1%和2.4%，合计异常检出率为2.3%。

各区县子宫颈细胞学异常检出率存在一定差别（表3-12）。第二周期各区县子宫颈细胞学异常检出率为0.3%~4.1%，其中西城区检出率最低，怀柔区和延庆区检出率最高。第三周期子宫颈细胞学异常检出率为1.2%~5.0%，其中东城区检出率最低，怀柔区检出率最高。第四周期子宫颈细胞学异常检出率为1.0%~4.0%，其中东城区检出率最低，怀柔区检出率最高（图3-6~图3-8）。

表3-12　各区县子宫颈细胞学异常检出情况

区县	2011~2012年		2013~2014年		2015~2016年	
	异常人数[1]	异常检出率（%）	异常人数	异常检出率（%）	异常人数	异常检出率（%）
新东城	376	3.1	59	1.2	17	1.0
新西城	4	0.3	130	1.6	223	2.1
朝阳区	762	2.1	1277	2.3	1036	2.3
丰台区	133	1.9	562	2.8	272	1.4
石景山区	173	1.7	129	1.8	120	1.6
海淀区	113	2.1	613	2.0	637	1.7
门头沟区	263	3.0	401	2.6	379	2.2
房山区	361	1.6	1037	3.0	1049	2.8
通州区	331	1.2	813	2.3	871	2.0
顺义区	410	0.7	2460	3.3	1558	2.0
昌平区	721	2.1	1315	3.5	1475	3.3
大兴区	545	1.5	751	2.3	669	1.8
怀柔区	998	4.1	1331	5.0	1161	4.0
平谷区	589	3.5	634	2.8	470	1.9
密云区	690	2.1	362	1.2	616	2.4
延庆区	597	4.1	539	2.7	737	3.0
北京市	7066	2.0	12413	2.7	11290	2.3

注：1. 子宫颈细胞学结果为ASC-US及以上者定义为子宫颈细胞学结果异常

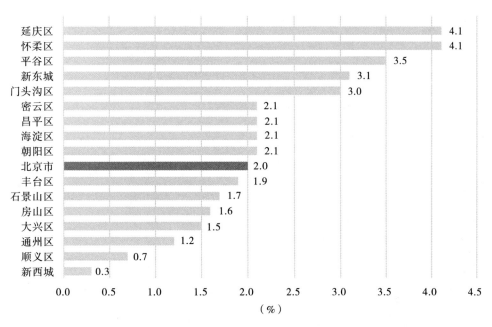

图 3-6 北京市 2011~2012 年各区县子宫颈细胞学异常检出情况

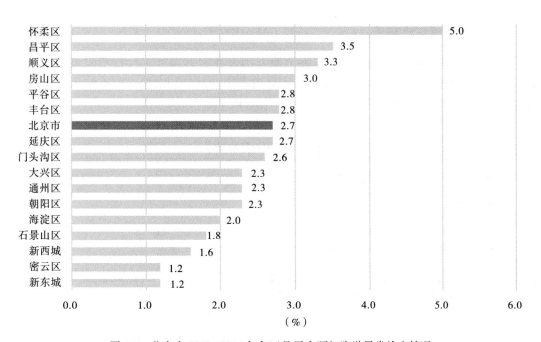

图 3-7 北京市 2013~2014 年各区县子宫颈细胞学异常检出情况

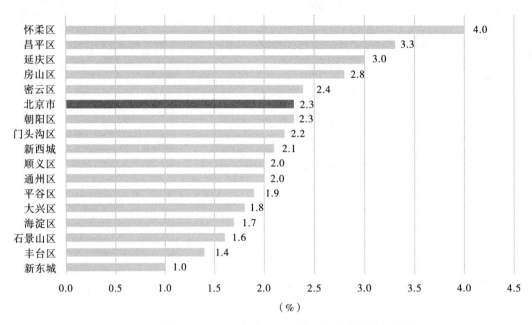

图 3-8　北京市 2015~2016 年各区县子宫颈细胞学异常检出情况

（三）阴道镜检查结果

北京市从 2011 年开始对子宫颈细胞学检查结果异常的人群实行免费阴道镜检查。如表 3-13 所示，阴道镜异常检出率定义为，接受阴道镜检查的妇女中，检查结果异常人数所占的比例。三个周期全市阴道镜异常检出率均在 60% 左右。

表 3-13　阴道镜异常检出情况

筛查周期	接受阴道镜检查人数[1]	检查结果异常人数[2]	异常检出率（%）
2008~2009 年[3]	—	—	—
2011~2012 年	5131	3079	60.0
2013~2014 年	12267	7296	59.5
2015~2016 年	13103	7863	60.0

注：1. 接受阴道镜检查的人数是指有阴道镜检查结果的人数。2. 阴道镜检查结果异常包括子宫颈低度病变、高度病变、可疑子宫颈癌或其他异常。3. 2008~2009 年未实施免费阴道镜检查，故没有统计相应数据

各区县阴道镜异常检出率差别较大（表 3-14）。第二周期各区县阴道镜异常检出率最低为 26.0%，最高为 86.9%（图 3-9）；第三周期各区县异常检出率最低为 25.8%，最高为 93.8%（图 3-10）；第四周期延庆区异常检出率最低，仅为 6.9%，顺义区异常检出率最高为 98%（图 3-11）。

表 3-14 各区县阴道镜异常检出情况

区县	2011~2012 年			2013~2014 年			2015~2016 年		
	检查人数	检查结果异常人数	异常检出率（%）	检查人数	检查结果异常人数	异常检出率（%）	检查人数	检查结果异常人数	异常检出率（%）
新东城	165	132	80.0	63	51	81.0	16	11	68.8
新西城	0	—	—	103	56	54.4	503	305	60.6
朝阳区	391	150	38.4	764	350	45.8	505	262	51.9
丰台区	74	22	29.7	115	89	77.4	125	64	51.2
石景山区	28	20	71.4	288	270	93.8	296	285	96.3
海淀区	42	21	50.0	756	439	58.1	1158	536	46.3
门头沟区	181	119	65.7	289	118	40.8	323	217	67.2
房山区	246	193	78.5	1199	466	38.9	1087	613	56.4
通州区	54	33	61.1	552	309	56.0	904	649	71.8
顺义区	244	212	86.9	1642	1348	82.1	1187	1163	98.0
昌平区	1109	823	74.2	2230	1967	88.2	2128	1893	89.0
大兴区	242	129	53.3	667	352	52.8	551	228	41.4
怀柔区	884	594	67.2	1685	435	25.8	1757	484	27.5
平谷区	548	244	44.5	797	545	68.4	836	282	33.7
密云区	342	236	69.0	306	287	93.8	829	809	97.6
延庆区	581	151	26.0	811	214	26.4	898	62	6.9
北京市	5131	3079	60.0	12267	7296	59.5	13103	7863	60.0

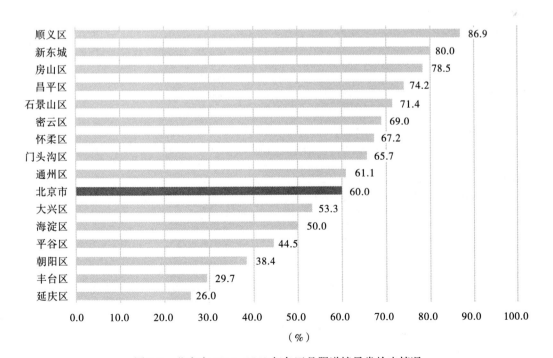

图 3-9 北京市 2011~2012 年各区县阴道镜异常检出情况

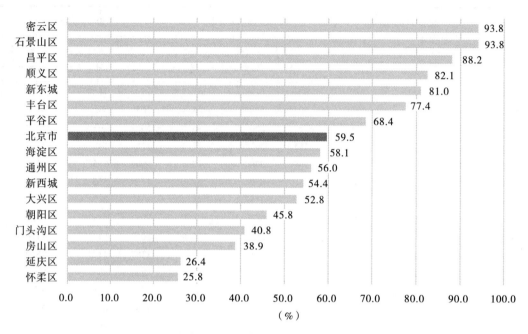

图 3-10   北京市 2013~2014 年各区县阴道镜异常检出情况

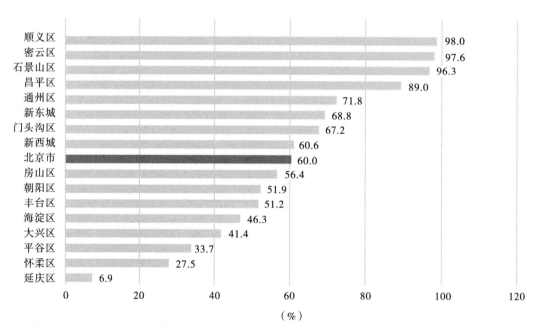

图 3-11   北京市 2015~2016 年各区县阴道镜异常检出情况

（四）随访情况

按照子宫颈癌筛查流程，子宫颈细胞学检查结果为阳性（检查结果为 ASC-US 及以上）的妇女，需进一步接受阴道镜检查。如表 3-15 所示，第二至第四周期，子宫颈细胞学检查结果异常者，接受阴道镜检查的比例在 60% 左右，后两个周期的检查比例较第二周期有所提高。

表 3-15 细胞学检查结果异常者接受阴道镜检查的比例

筛查周期	细胞学结果异常人数	接受阴道镜检查人数[1]	接受阴道镜检查比例（%）
2008~2009 年	—	—	—
2011~2012 年	7066	4297	60.8
2013~2014 年	12413	8251	66.5
2015~2016 年	11290	7308	64.7

注：1. 接受阴道镜检查的人数是指有阴道镜检查结果的人数

各区县阴道镜检查比例差别较大（表 3-16）。在第二周期，阴道镜检查比例的范围为 0%~88.6%（图 3-12）；第三周期各区县该指标的范围为 19.8%~91.0%（图 3-13）；第四周期该指标范围为 16.5%~82.6%（图 3-14）。其中丰台区的阴道镜检查比例普遍较低，昌平区、平谷区和密云区的检查比例普遍较高。

表 3-16 北京市各区县细胞学检查结果异常者接受阴道镜检查的比例

区县	2011~2012 年			2013~2014 年			2015~2016 年		
	细胞学异常人数	阴道镜检查人数	阴道镜检查比例(%)	细胞学异常人数	阴道镜检查人数	阴道镜检查比例(%)	细胞学异常人数	阴道镜检查人数	阴道镜检查比例(%)
新东城	376	165	43.9	59	44	74.6	17	10	58.8
新西城	4	0	0.0	130	94	72.3	223	175	78.5
朝阳区	762	385	50.5	1277	738	57.8	1036	486	46.9
丰台区	133	74	55.6	562	111	19.8	272	45	16.5
石景山区	173	27	15.6	129	105	81.4	120	77	64.2
海淀区	113	41	36.3	613	345	56.3	637	443	69.5
门头沟区	263	181	68.8	401	284	70.8	379	196	51.7
房山区	361	243	67.3	1037	543	52.4	1049	642	61.2
通州区	331	54	16.3	813	511	62.9	871	595	68.3

续 表

区县	2011~2012 年			2013~2014 年			2015~2016 年		
	细胞学异常人数	阴道镜检查人数	阴道镜检查比例(%)	细胞学异常人数	阴道镜检查人数	阴道镜检查比例(%)	细胞学异常人数	阴道镜检查人数	阴道镜检查比例(%)
顺义区	410	238	58.0	2460	1618	65.8	1558	1020	65.5
昌平区	721	639	88.6	1315	1196	91.0	1475	1162	78.8
大兴区	545	236	43.3	751	536	71.4	669	366	54.7
怀柔区	998	863	86.5	1331	1109	83.3	1161	905	78.0
平谷区	589	504	85.6	634	514	81.1	470	388	82.6
密云区	690	320	46.4	362	283	78.2	616	508	82.5
延庆区	597	327	54.8	539	220	40.8	737	290	39.3
北京市	7066	4297	60.8	12413	8251	66.5	11290	7308	64.7

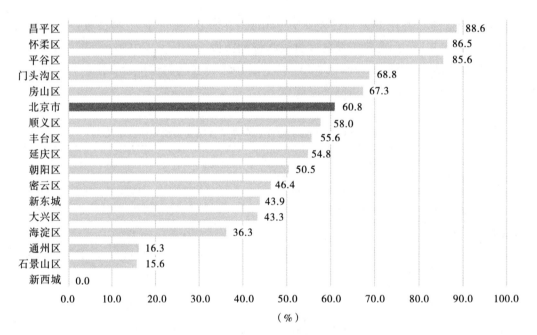

图 3-12　北京市 2011~2012 年各区县细胞学检查结果异常者接受阴道镜检查的比例

　　阴道镜检查结果异常者需进一步接受组织病理学检查。第二至第四周期，本市阴道镜结果异常者接受病理检查的比例在 70%~80%，且呈逐渐上升的趋势，至第四周期，全市该项指标接近 80%（表 3-17）。

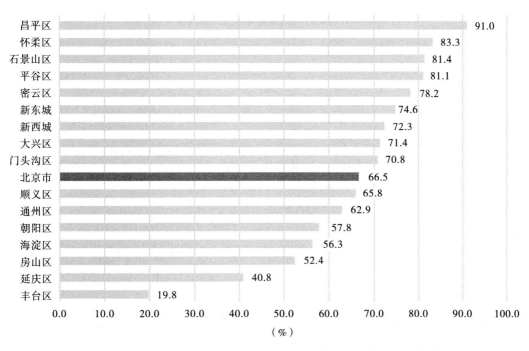

图 3-13　北京市 2013~2014 年各区县细胞学检查结果异常者接受阴道镜检查的比例

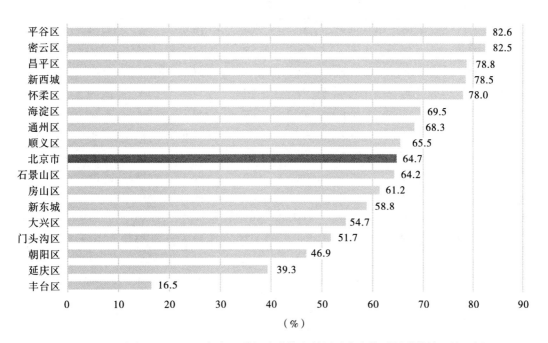

图 3-14　北京市 2015~2016 年各区县细胞学检查结果异常者接受阴道镜检查的比例

表 3-17　阴道镜检查结果异常者接受病理检查的比例

筛查周期	阴道镜结果异常人数	接受病理检查人数	接受病理检查比例（%）
2008~2009 年[1]	—		
2011~2012 年	3079	2131	69.2
2013~2014 年	7296	5540	75.9
2015~2016 年	7863	6262	79.6

注：1. 2008~2009 年未实施免费阴道镜检查，故没有统计相应数据

各区县该项指标存在一定差别，但差距逐渐缩小（表 3-18）。在第二周期，各区县该指标范围为 36.4%~96.6%（图 3-15）；第三周期，该指标范围为 50.7%~100.0%（图 3-16）；第四周期，该指标范围为 63.1%~100.0%（图 3-17）。目前顺义区、昌平区和密云区该项指标处于较低水平。

表 3-18　各区县阴道镜检查结果异常者接受病理检查的比例

区县	2011~2012 年			2013~2014 年			2015~2016 年		
	阴道镜异常人数	病理检查人数	病理检查比例（%）	阴道镜异常人数	病理检查人数	病理检查比例（%）	阴道镜异常人数	病理检查人数	病理检查比例（%）
新东城	132	66	50.0	51	50	98.0	11	10	90.9
新西城	—	—	—	56	38	67.9	305	288	94.4
朝阳区	150	110	73.3	350	312	89.1	262	200	76.3
丰台区	22	8	36.4	89	74	83.1	64	64	100.0
石景山区	20	10	50.0	270	137	50.7	285	261	91.6
海淀区	21	18	85.7	439	279	63.6	536	460	85.8
门头沟区	119	115	96.6	118	118	100.0	217	206	94.9
房山区	193	151	78.2	466	463	99.4	613	610	99.5
通州区	33	20	60.0	309	216	69.9	649	621	95.7
顺义区	244	162	66.4	1348	1034	76.7	1163	734	63.1
昌平区	823	372	45.2	1967	1174	59.7	1893	1259	66.5
大兴区	129	77	59.7	352	332	94.3	228	221	96.9
怀柔区	594	498	83.8	435	379	87.1	484	462	95.5
平谷区	244	231	94.7	545	522	95.8	282	274	97.2
密云区	236	171	72.5	287	264	92.0	809	535	66.1
延庆区	151	139	92.1	214	148	69.2	62	57	91.9
北京市	3079	2131	69.2	7296	5540	75.9	7863	6262	79.6

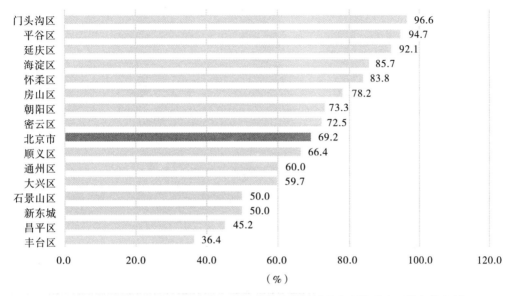

图 3-15 北京市 2011~2012 年各区县阴道镜检查结果异常者接受病理检查的比例

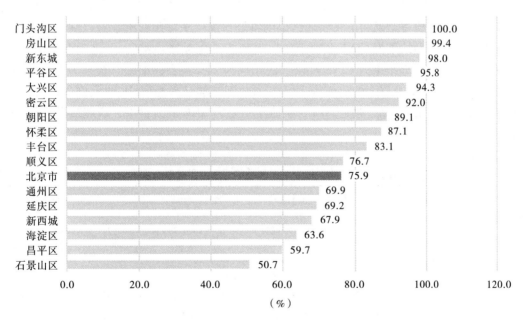

图 3-16 北京市 2013~2014 年各区县阴道镜检查结果异常者接受病理检查的比例

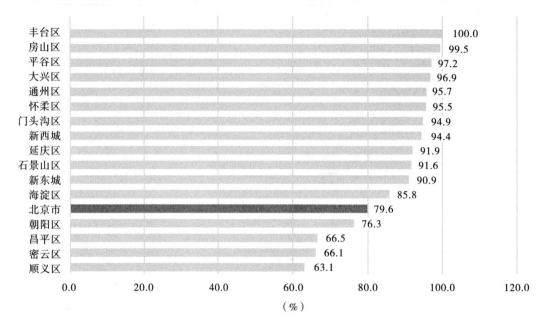

图 3-17　北京市 2015~2016 年各区县阴道镜检查结果异常者接受病理检查的比例

（五）细胞学和最终病理检查结果的关系

表 3-19 显示了子宫颈细胞学检查结果异常的人群中，最终病理结果为 CIN2 及以上的比例，反映了细胞学检查结果和最终病理结果的符合情况。子宫颈细胞学检查结果为 ASC-US 的人群中，最终病理结果为 CIN2 及以上的比例最低，约为 3%~4%；子宫颈细胞学结果为 ASC-H 的人群中，病理结果为 CIN2 及以上的比例为 20% 左右；细胞学结果为 LSIL 的人群中，病理结果为 CIN2 及以上的比例为 12% 左右；细胞学结果为 HSIL 的人群中，病理结果为 CIN2 及以上的比例最高，接近 50%；细胞学结果为 AGC 的人群中，病理结果为 CIN2 及以上的比例为 5%~6%。

表 3-19　细胞学检查结果和最终病理结果的符合情况

细胞学结果	2008~2009 年			2011~2012 年			2013~2014 年			2015~2016 年		
	总人数	CIN2 的人数	符合率（%）	总人数	CIN2 的人数	符合率（%）	总人数	CIN2 的人数	符合率（%）	总人数	CIN2 的人数	符合率（%）
ASC-US	11676	84	0.7	4675	160	3.4	8103	354	4.4	7497	288	3.8
ASC-H	1144	69	6.0	526	97	18.4	609	161	26.4	516	114	22.1
LSIL	2213	106	4.8	1271	166	13.1	2757	345	12.5	2543	272	10.7
HSIL	1031	215	20.9	481	224	46.6	666	325	48.8	620	304	49.0
AGC	454	5	1.1	97	5	5.2	258	14	5.4	98	6	6.1

（六）阴道镜检查结果和病理检查结果的关系

表 3-20 显示了阴道镜结果为高度病变的人群中，病理结果为 CIN2 及以上的比例，反映了阴道镜检查结果和病理结果的符合情况。第二至第四周期，全市该指标范围为 60% ~ 80%，略有降低，目前该项符合率为 60.8%。

表 3-20　阴道镜检查结果和病理检查结果的符合率

筛查周期	阴道镜结果为高度病变的人数	病理结果为 CIN2 的人数	符合率（%）
2008 ~ 2009 年[1]	—	—	—
2011 ~ 2012 年	373	283	75.9
2013 ~ 2014 年	807	579	71.7
2015 ~ 2016 年	801	487	60.8

注：1. 2008 ~ 2009 年未实施免费阴道镜检查，故没有统计相应数据

三、乳腺癌筛查结果

（一）乳腺癌和癌前病变检出情况

乳腺癌前病变包括了小叶瘤变和导管原位癌，乳腺癌包括了乳腺微小浸润癌、浸润癌和其他乳腺恶性肿瘤。本市四个周期乳腺癌前病变和乳腺癌检出情况如表 3-21 所示。目前乳腺癌前病变和乳腺癌检出率为 68.1/10 万，癌前病变和癌的检出率分别为 7.1/10 万和61.2/10 万。乳腺癌早诊率，指乳腺癌早期诊断人数（TNM 分期 0 期、Ⅰ期和Ⅱa 期）占获得 TNM 分期人数的比例，近 2 个周期本市乳腺癌早诊率在 76% 左右。

表 3-21　各周期乳腺癌和癌前病变检出情况

筛查周期	乳腺癌筛查总人数	癌前病变人数[1]	乳腺癌人数[2]	癌前病变及乳腺癌检出率（/10 万）	癌前病变检出率（/10 万）	乳腺癌检出率（/10 万）	早诊率[3]（%）
2008 ~ 2009 年	568000	16	336	62.0	2.8	59.2	30.5
2011 ~ 2012 年	379691	47	104	39.5	12.4	27.4	—
2013 ~ 2014 年	501280	58	323	76.0	11.6	64.4	76.3
2015 ~ 2016 年	534310	38	327	68.1	7.1	61.2	76.6

注：1. 癌前病变指最终结果为小叶瘤变和导管原位癌；2. 乳腺癌指微小浸润癌、浸润癌和其他乳腺恶性肿瘤；3. 早诊率指乳腺癌早期诊断人数（TNM 分期 0 期 +Ⅰ期 +Ⅱa 期）占获得 TNM 分期人数的比例

各区县乳腺癌前病变和癌的检出率差别较大（表 3-22）。第一周期延庆区检出率最高为165.5/10 万，平谷区检出率最低为 17.0/10 万（图 3-18）；第二周期东城区检出率最高为

表3-22 各区县乳腺癌及癌前病变检出情况

区县	2008~2009年			2011~2012年			2013~2014年			2015~2016年		
	癌前病变及癌检出率(/10万)	癌前病变检出率(/10万)	乳腺癌检出率(/10万)	癌前病变及癌检出率(/10万)	癌前病变检出率(/10万)	乳腺癌检出率(/10万)	癌前病变及癌检出率(/10万)	癌前病变检出率(/10万)	乳腺癌检出率(/10万)	癌前病变及癌检出率(/10万)	癌前病变检出率(/10万)	乳腺癌检出率(/10万)
东城区	84.3	42.2	42.2	142.4	31.7	110.8	56.8	0	56.8	215.2	0	215.2
西城区	125.1	26.8	98.3	53.7	58.7	0	120.9	12.1	108.8	101.9	0	101.9
原崇文区	82.0	13.7	68.4	—	—	—	—	—	—	—	—	—
原宣武区	91.7	5.7	85.9	—	—	—	—	—	—	—	—	—
朝阳区	34.0	6.4	27.7	18.4	5.2	13.1	47.3	8.4	38.8	60.1	12.4	47.7
丰台区	41.3	18.6	22.7	0	0	0	81.0	22.5	58.5	81.9	19.3	62.7
石景山区	67.1	4.5	62.6	64.1	27.5	36.6	135.5	0	135.5	158.7	39.7	119.0
海淀区	93.5	9.2	84.3	36.0	18.0	18.0	90.9	9.4	81.5	91.1	20.8	70.3
门头沟区	18.7	0	18.7	75.6	10.8	64.8	76.9	5.9	70.9	39.0	5.6	33.4
房山区	33.9	1.8	32.1	28.1	12.1	16.1	72.1	0	72.1	73.5	2.3	71.2
通州区	61.2	4.7	56.5	13.3	10.0	6.6	63.9	13.7	50.2	33.5	3.9	29.6
顺义区	58.0	9.4	48.7	44.7	5.0	39.7	54.7	8.9	45.8	53.5	2.4	51.1
昌平区	73.0	36.5	36.5	37.6	5.0	32.6	95.6	12.3	83.4	81.7	2.0	79.7
大兴区	51.8	25.9	25.9	22.7	7.6	15.2	95.0	54.3	40.7	63.2	7.6	55.6
怀柔区	76.3	33.6	42.8	58.2	19.4	38.8	147.0	7.2	139.8	83.6	6.7	80.3
平谷区	17.0	0	17.0	49.9	24.9	24.9	56.8	7.6	49.2	57.9	0	57.9
密云区	32.7	5.5	27.2	28.5	15.5	13.0	66.2	2.9	63.4	44.4	4.9	39.5
延庆区	297.8	148.9	148.9	65.4	32.7	32.7	79.7	0	79.7	124.9	11.7	113.2
北京市	62.0	15.1	46.8	39.5	12.4	27.4	76.0	11.6	64.4	68.1	7.1	61.2

142.4/10 万, 丰台区检出率最低为 0 (图 3-19); 第三周期怀柔区检出率最高为 147.0/ 10 万, 朝阳区检出率最低为 47.3/10 万 (图 3-20); 第四周期东城区癌前病变检出率最高为 215.2/10 万, 通州区检出率最低为 33.5/10 万 (图 3-21)。

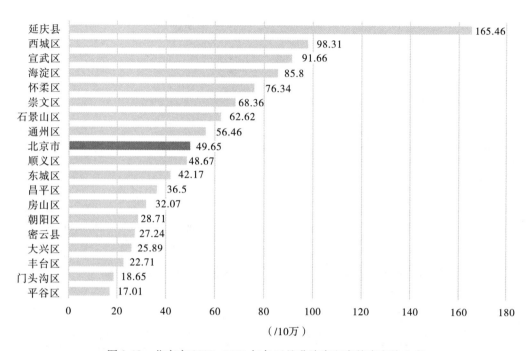

图 3-18 北京市 2008~2009 年各区县乳腺癌和癌前病变检出率

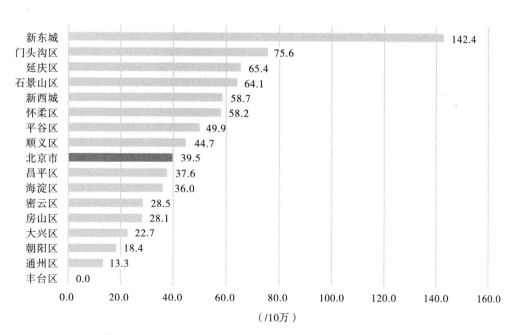

图 3-19 北京市 2011~2012 年各区县乳腺癌和癌前病变检出率

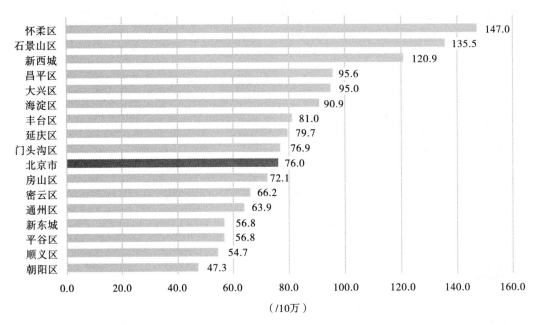

图 3-20 北京市 2013~2014 年各区县乳腺癌和癌前病变检出率

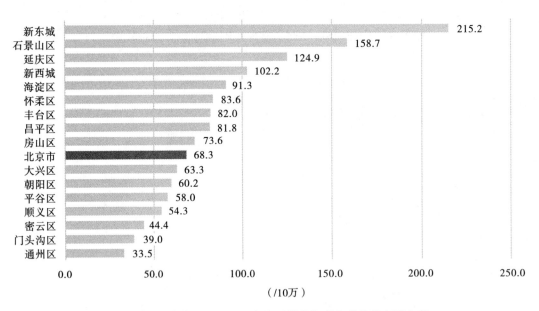

图 3-21 北京市 2015~2016 年各区县乳腺癌和癌前病变检出率

（二）乳腺良性疾病检出情况

各周期乳腺良性疾病检出情况如表 3-23 所示。第一、二周期统计的乳腺良性病变包括了乳腺纤维瘤和导管内乳头状瘤，检出率在 1.0% 左右。第三、四周期统计的乳腺良性病变包括乳腺纤维瘤、导管内乳头状瘤和其他乳腺良性疾病，检出率在 10.0% 左右。

表 3-23　各周期乳腺良性疾病检出情况

筛查周期	乳腺癌筛查总人数	乳腺良性病变[1]		乳腺纤维瘤		乳腺导管内乳头状瘤	
		检出人数	检出率（%）	检出人数	检出率（%）	检出人数	检出率（%）
2008~2009 年	568000	4497	0.8	3945	0.7	145	0.03
2011~2012 年	379691	3785[2]	1.0	3760	1.0	29	0.01
2013~2014 年	501280	49737	9.9	2499	0.5	86	0.02
2015~2016 年	534310	57193	10.7	1918	0.4	70	0.01

注：1. 乳腺良性病变包括乳腺纤维瘤、乳腺导管内乳头状瘤和其他乳腺良性疾病。2. 只包括乳腺纤维瘤和乳腺导管内乳头状瘤

（三）检查情况

按照乳腺癌筛查流程，接受乳腺癌筛查的妇女均应进行乳腺彩色超声检查。如表 3-24 所示，各周期彩色超声检查率均在 98% 以上，第三、四周期彩色超声检查率在 99.5% 以上。

各周期中，全市各区彩色超声检查率均在 90% 以上，至第四周期各区彩色超声检查率均在 98% 以上。具体结果见表 3-25。

各区在不同周期彩色超声检出率如图 3-22~图 3-24。

表 3-24　北京市各周期乳腺癌筛查彩色超声检查情况

筛查周期	乳腺癌筛查总人数	接受彩色超声检查人数	检查率（%）
2008~2009 年	—	—	—
2011~2012 年	379691	374094	98.5
2013~2014 年	501280	499172	99.6
2015~2016 年	534310	531705	99.5

表 3-25　北京市各区县乳腺超声检查情况

区县	2011~2012 年			2013~2014 年			2015~2016 年		
	乳腺癌筛查总人数	接受超声检查人数	检查率（%）	乳腺癌筛查总人数	接受超声检查人数	检查率（%）	乳腺癌筛查总人数	接受超声检查人数	检查率（%）
新东城	12637	12552	99.3	5285	5279	99.9	1859	1857	99.9
新西城	1704	1650	96.8	8270	8251	99.8	10793	10754	99.6
朝阳区	38102	37958	99.6	59255	59162	99.8	48215	48142	99.8
丰台区	6912	6883	99.6	22233	22203	99.9	20746	20732	99.9
石景山区	10916	10861	99.5	8120	8097	99.7	7563	7561	99.9
海淀区	5563	5545	99.7	31914	31851	99.8	38410	38298	99.9
门头沟区	9257	9175	99.1	16914	16906	99.9	17961	17956	99.9
房山区	24893	24691	99.2	38837	38733	99.7	43544	42686	98.0
通州区	30113	29807	99.0	43828	43506	99.3	50746	50450	99.4
顺义区	60444	57293	94.8	78669	78429	99.7	82237	82161	99.9
昌平区	39860	39700	99.6	40774	40762	99.9	48936	48918	99.9
大兴区	39582	39275	99.2	36838	36404	98.8	39584	39412	99.6
怀柔区	25772	25352	98.4	27889	27665	99.2	29905	29834	99.8
平谷区	20042	19949	99.5	26413	26198	99.2	27651	27452	99.3
密云区	38593	38131	98.8	34723	34409	99.1	40546	39878	98.4
延庆区	15301	15272	99.8	21318	21317	99.9	25614	25614	100.0
北京市	379691	374094	98.5	501280	499172	99.6	534310	531705	99.5

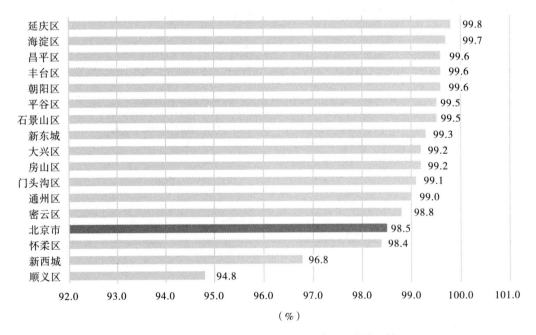

图 3-22　北京市 2011~2012 年各区县乳腺超声检查情况

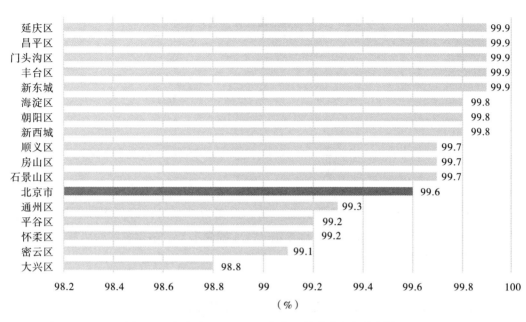

图 3-23　北京市 2013～2014 年各区县乳腺超声检查情况

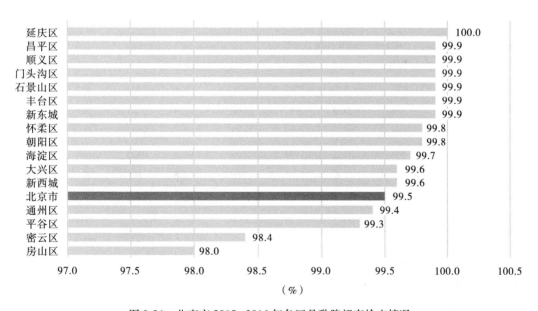

图 3-24　北京市 2015～2016 年各区县乳腺超声检查情况

　　按照乳腺癌筛查流程，乳腺彩色超声检查结果为阳性（0 级、3 级及以上）者需进行乳腺 X 线检查。第二周期乳腺 X 线转诊率仅为 29.9%。第三、四周期，转诊率明显提高，目前，第四周期乳腺 X 线转诊率为 66.0%（表 3-26）。

表 3-26　北京市各周期乳腺 X 线转诊情况

筛查周期	应查人数	实查人数	转诊率（%）
2008~2009 年	—		
2011~2012 年	35409	10575	29.9
2013~2014 年	41510	26115	62.9
2015~2016 年	45926	30294	66.0

全市各区乳腺 X 线转诊率差别较大（表 3-27）。第二周期，全市各区转诊率最低为 0，最高为 85.5%；第三周期转诊率最低为 24.8%，最高为 93.7%；第四周期转诊率最低为 22.4%，最高为 96.9%。其中延庆区转诊率始终处于较高水平。第二至四周期各区乳腺 X 线转诊率如图 3-25~图 3-27。

表 3-27　北京市各区县乳腺 X 线转诊情况

区县	2011~2012 年			2013~2014 年			2015~2016 年		
	应查人数	实查人数	转诊率（%）	应查人数	实查人数	转诊率（%）	应查人数	实查人数	转诊率（%）
新东城	1363	761	55.8	309	258	83.5	96	70	72.9
新西城	199	0	0	959	238	24.8	907	435	48.0
朝阳区	5408	1418	26.2	7119	4004	56.2	6198	3654	59.0
丰台区	82	3	3.7	1402	891	63.6	1063	638	60.0
石景山区	2009	574	28.6	408	318	77.9	626	514	82.1
海淀区	1083	258	23.8	5734	3481	60.7	6943	5273	75.9
门头沟区	580	409	70.5	1775	1139	64.2	1825	408	22.4
房山区	4320	327	7.6	1449	1066	73.6	942	541	57.4
通州区	1410	174	12.3	2981	1970	66.1	3595	2768	77.0
顺义区	6417	728	11.3	5738	2604	45.4	6391	2806	43.9
昌平区	3194	729	22.8	2885	2226	77.2	2614	1946	74.4
大兴区	3208	556	17.3	3780	2048	54.2	4672	2980	63.8
怀柔区	1642	1023	62.3	1894	1658	87.5	2135	1775	83.1
平谷区	911	649	71.2	1801	1383	76.8	1717	1381	80.4
密云区	2601	2126	81.7	2054	1686	82.1	4424	3382	76.4
延庆区	982	840	85.5	1222	1145	93.7	1778	1723	96.9
北京市	35409	10575	29.9	41510	26115	62.9	45926	30294	66.0

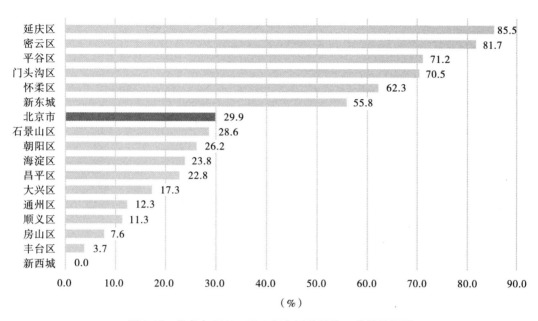

图 3-25　北京市 2011~2012 年各区县乳腺 X 线转诊情况

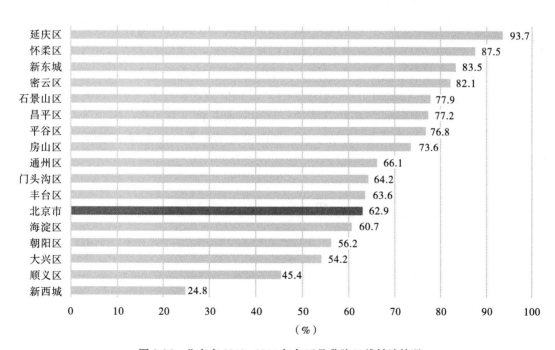

图 3-26　北京市 2013~2014 年各区县乳腺 X 线转诊情况

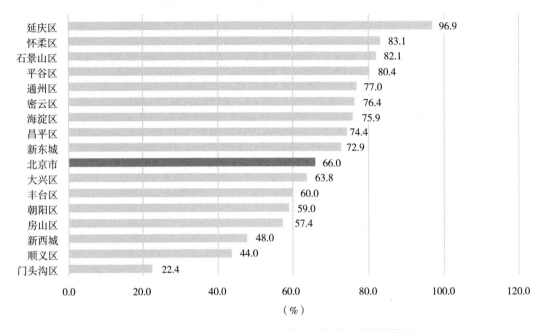

图 3-27　北京市 2015~2016 年各区县乳腺 X 线转诊情况

（四）筛查结果与最终诊断的符合情况

第二周期乳腺癌筛查中，共检出乳腺癌和癌前病变 150 人，追溯其临床检查结果，19.3% 和 33.3% 的人分别被诊断为未见异常和良性疾病，8.0% 的人被诊断为良性肿瘤，16.0% 的人被诊断为可疑恶性或恶性；第三周期共检出癌和癌前病变 380 人，其中多数人的临床检查结果为未见异常或良性疾病（分别占 19.2% 和 37.6%），6.8% 的人被诊断为良性肿瘤，14.0% 的人被诊断为可疑恶性或恶性；第四周期共检出癌和癌前病变 364 人，其中 31.0% 的人的临床检查结果为未见异常，35.4% 的检查结果为良性疾病，3.6% 的结果为良性肿瘤，11.5% 的人被诊断为可疑恶性或恶性（表 3-28）。

表 3-28　乳腺癌及癌前病变者临床检查结果

	临床检查结果	未检查	未见异常	良性疾病	良性肿瘤	可疑恶性	恶性	其他	合计
2011~2012	人数	3	29	50	12	21	3	32	150
	比例（%）	2.0	19.3	33.3	8.0	14.0	2.0	21.3	100.0
2013~2014	人数	10	73	143	26	52	1	75	380
	比例（%）	2.6	19.2	37.6	6.8	13.7	0.3	19.7	100.0
2015~2016	人数	5	113	129	13	36	6	62	364
	比例（%）	1.4	31.0	35.4	3.6	9.9	1.6	17.0	100.0

追溯乳腺癌和癌前病变人群的彩超检查结果，各周期结果较为一致，彩超检查结果为4级及以上的比例最高，约为50%；其次为3级，约占30%；约13%被诊断为1级和2级；仅1%~3%的人彩超结果为0级（表3-29）。

表3-29 乳腺癌及癌前病变者 B 超检查结果

B 超检查结果		0 级	1 级和 2 级	3 级	4 级及以上	合计
2011~2012	人数	3	19	46	82	150
	比例（%）	2.0	12.7	30.7	54.7	100.0
2013~2014	人数	13	53	124	189	379
	比例（%）	3.4	14.0	32.7	49.9	100.0
2015~2016	人数	2	50	114	198	364
	比例（%）	0.5	13.7	31.3	54.4	100.0

追溯乳腺癌和癌前病变者的 X 线检查结果，如表3-30所示。第二、三周期，X 线检查结果为3级的人所占比例最高，约60%，结果为4级及以上者其次，占17%左右。而第四周期，X 线结果为4级及以上的比例最高，为72.8%，结果为3级者其次，占10.2%。

表3-30 乳腺癌及癌前病变者 X 线检查结果

X 线检查结果		无结果	0 级	1 级和 2 级	3 级	4 级及以上	合计
2011~2012	人数	0	11	24	88	27	150
	比例（%）	0.0	7.3	16.0	58.7	18.0	100.0
2013~2014	人数	7	27	46	238	63	381
	比例（%）	1.8	7.1	12.1	62.5	16.5	100.0
2015~2016	人数	34	1	27	37	265	364
	比例（%）	9.3	0.3	7.4	10.2	72.8	100.0

四、讨论及建议

子宫颈癌和乳腺癌是女性最常见的恶性肿瘤。全世界每年子宫颈癌新发病例约56万，我国新发病例将近15万，死亡病例2万~3万，且发病有年轻化趋势。我国妇女乳腺癌发病率以每年3%~4%的速度递增，每年新发病例26万人，高居女性恶性肿瘤发病率之首。子宫颈癌和乳腺癌发病率高、晚期癌预后差，严重危害女性的健康，并对家庭的幸福和社会经济的发展带来诸多不利的影响，是一个不容忽视的公共卫生问题。子宫颈癌和乳腺癌具有发病过程相对缓慢的特点，早诊早治能够有效地改善预后，提高生存率，减轻社会经济负担，因此，在适龄妇女中开展"两癌"筛查，是控制"两癌"的关键措施，对中低收入国家尤为重要。北京市自2008年起率先开展了适龄妇女免费"两癌"筛查工作，在项目实施中，积极克服妇女居住分散、流动性大、结构复杂等具体困难，针对区县之间基本医疗卫生服务资源总量不足、分布不均、水平参差不齐等问题，市、区县两级卫生行政部门同心协力，采取有力措施，按时限完成项目预定目标，取得良好的社会反响，获得了大量宝贵的第一手资料。在2008~2016年四个周期的"两癌"筛查工作中，筛查策略不断改进，筛查技术逐步提高，筛查工作初见成效。但相比发达国家的成熟经验，北京市的"两癌"筛查工作仍处在摸索和改进的初级阶段，在居民参与度、筛查技术水平、筛查流程管理等诸多方面工作仍有待改进。以下针对四个周期"两癌"数据分析结果反映出的问题做逐一阐述。

（一）"两癌"筛查工作中存在的主要问题

1. 筛查覆盖率较低　近两个周期，参与筛查妇女的年龄范围调整为35~64岁。基于个案数据统计的子宫颈癌筛查覆盖率在15%左右，乳腺癌筛查覆盖率在17%左右。与中国妇女发展纲要（2011~2012年）提出的筛查率达到80%的目标存在较大差距。据国外研究报道，芬兰和冰岛实施全国性的子宫颈癌筛查，筛查覆盖率可达80%~90%，子宫颈癌死亡率分别下降了50%和80%，而筛查覆盖率较低的挪威，虽然已开展约30年的筛查工作，筛查覆盖率仅为5%，使得子宫颈癌死亡率仅下降了10%。因此，提高人群筛查覆盖率，是有效降低人群死亡率的关键。

既往研究结果显示，妇女参与筛查受多种因素的影响，包括对筛查的认知、态度、自我效能等；以及人口学特征的影响，如种族、年龄、文化程度、婚姻状态等。在我市筛查工作中，采集了妇女的年龄、文化程度和职业等人口学信息，现有资料显示，我市参与"两癌"筛查的妇女，以中老年为主，文化程度较低，主要职业为农业和无业人员。结合我市实际情况分析，在用人单位就职的中青年女性，大多定期参加单位组织的体检，其中涵盖了与"两癌"筛查内容相同的检查，这一情况是导致筛查覆盖率偏低的主要原因。另外，由于宣传教育不足导致的居民参与度偏低的问题，也应引起重视。

2. 子宫颈癌筛查中存在的问题

（1）子宫颈细胞学：子宫颈细胞学异常检出率低于既往文献报道水平。以第四周期为例，ASC检出率1.7%，LSIL检出率0.5%，HSIL检出率0.1%，AGC检出率<0.1%，均低于以往文献报道。造成这一结果的原因，一方面可能与不同地区子宫颈癌发病率的差异有关，另一方面可能与子宫颈细胞学检测水平有关。

各区县子宫颈细胞学异常检出率差别较大。以第四周期为例，全市细胞学异常检出率为2.3%，各区县检出率最高为4.0%（怀柔区），最低为1.0%（东城区）。细胞学检出率的差异，反映了各区县细胞学检测水平的差异。

细胞学检查结果和组织病理结果的符合率有待提高。目前细胞学结果为ASC-H、LSIL、HSIL、AGC的妇女中，病理结果为CIN2的比例分别为22.1%、10.7%和49.0%和6.1%，均低于文献报道水平（30%~40%，14%~20%，53%~66%，>8%）。此类指标间接反映了细胞学检查的质量，由此可见我市细胞学检测水平仍有待提高。

（2）阴道镜检查：阴道镜异常检出率低于相关标准，不同区县间差异较大。《子宫颈癌检查质量保障及质量控制指南》中提供的阴道镜异常检出率标准为≥70%，本市该项指标一直处于60%左右的水平，低于该标准。该项指标在各区县中差别较大，第四周期中，阴道镜异常检出率最高为98%（顺义区），此外，昌平区、通州区、石景山区、密云区均达到70%的标准，其他区县均未达到标准水平，检出率最低仅为6.9%（延庆区）。阴道镜转诊率较低，阴道镜结果异常者接受病理检查的比例有待提高，各区县间指标差异较大。按照子宫颈癌筛查流程，细胞学检查结果异常者均应接受阴道镜检查；阴道镜检查结果异常者应接受病理检查。而本市开展免费阴道镜检查以来，转诊率一直处在60%~70%的水平，阴道镜结果异常者接受病理检查的比例约为70%~80%。反映出转诊管理工作仍然存在一定的问题，需要进一步改进。此外，这两项项指标的区县间差异较大，以第四周期为例，全市阴道镜转诊率指标范围为16.5%~82.6%，异常者接受病理检查的比例为63.1%~100.0%。由此可见各区县管理水平不尽相同，应针对各区县实际情况，采取因地制宜的改进措施。

（3）癌前病变：子宫颈癌前病变检出率低于既往报道水平。近两个周期，我市子宫颈癌前病变检出率为0.25%~0.27%，低于中国医学科学院肿瘤医院报道的我国城市地区癌前病变检出率1.0%~1.8%。癌前病变检出率偏低，可能与我市和全国其他地区的地区间差异有关，也与筛查技术水平有关，有待进一步探讨。

3. 乳腺癌筛查中存在的问题

（1）乳腺X线转诊率仍处于较低水平，各区县间差距较大：开展乳腺癌筛查工作以来，乳腺X线转诊率从不足30%提高到66%，但仍有待提高。至第四周期，X线转诊率最高的区县可达96.9%（延庆区），最低仅为22.4%（门头沟区）。地区间较大的差异，反映出我市各区县乳腺癌筛查管理水平的差异，需针对各区县实际情况，采取切实有效的措施加以改进。

（2）乳腺彩色超声和X线诊断水平有待提高：目前通过筛查最终诊断为乳腺癌及癌前病变的妇女中，彩超检查结果为4级及以上的比例为54.4%，X线检查结果为4级及以上的比例为72.8%，诊断水平有待进一步提高。

（二）改进建议

1. 加强宣传和管理，各部门协作，提高筛查覆盖率。在今后的"两癌"筛查工作中，需要建立多部门合作机制，采用丰富多样的宣传形式，加强宣传动员，保证信息传递到位，提高适龄妇女防病治病的主动性。另外，逐步整合用人单位体检信息，体现"两癌"真实的筛查覆盖率。

2. 加强子宫颈细胞学质量控制，提高阅片技术水平。多项结果表明我市子宫颈细胞学筛查技术水平有待提高，这一问题应引起重视，加强对人员的技术培训，定期质控和考核，保证参与筛查工作的人员质量。增加高危型HPV检测，提高异常检出率。

3. 加强阴道镜转诊流程的管理，提高阴道镜技术水平。针对阴道镜转诊中存在的问题，各级单位应积极从中寻找原因，针对具体原因，采取切实有效的措施加以改进。同时，应注重提高阴道镜检查人员的技术水平，通过定期培训和考核，保证检查结果的可靠性。

4. 注重乳腺彩超和 X 线技术培训，提高技术水平。目前在乳腺癌筛查工作中，乳腺彩色超声和 X 线检查的技术水平仍有待提高，提示各级单位应加强人员培训，提高该项工作的质量。

5. 督促各区县针对自身问题进行自查和改进，有所侧重地提高各区县筛查工作水平。针对各区县多项质控指标存在较大差异的问题，有必要对各区县进行个性化的检查和指导，同时鼓励各级单位自查自检，找出自身的重点问题，及造成该问题的主要原因，有的放矢地改进和提高"两癌"筛查工作质量。

第四章　北京市子宫颈癌免费筛查卫生经济学评价

一、卫生经济学评价研究背景

我国的"两癌"筛查起步较晚，受多种条件制约，目前工作中还存在诸多问题，至今尚未开展有效的卫生经济学评价，缺乏筛查效果评价的指标体系，我国学者近年对子宫颈癌筛查技术方法的研究及评价较多，但针对适合我国不同人群筛查策略评价文献尚未见报道，而这些数据将对卫生决策者选择最优方案提供重要依据。不同国家间由于经济、地理和卫生系统等方面的差异，在一个国家效果良好的筛查策略可能完全不适合另外一个国家或地区，因此我们有必要利用我国数据在国内开展筛查的卫生经济学评价研究。

（一）卫生费用的上涨与子宫颈癌的疾病负担、经济负担

近年来，卫生费用的持续快速增长在促进卫生事业发展的同时，也会为政府、社会和个人带来一定的负担。国家统计局数据显示，从2010～2015年，我国卫生总费用持续上涨，从2010年1980.39亿元上涨到2015年40974.64亿元。同时，人均卫生费用从2010年1490.60元上升到2015年2980.80元，增长了约1倍（图4-1）。因此，国家财政部社会保障司提出，近期卫生体制和卫生改革要解决的关键问题在于合理配置卫生资源，即以最低的成本提供尽可能多的高质量卫生保健服务，这也是控制卫生费用的重要途径。

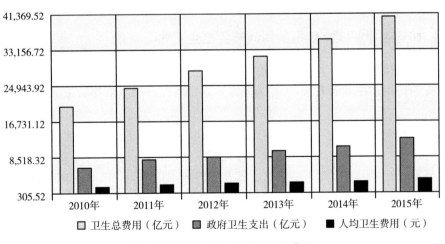

图4-1　2010～2015年我国卫生费用

在卫生费用的消耗中，最不能被忽视的就是治疗费用和恶性肿瘤的相关费用。研究显示，2006年恶性肿瘤所导致的经济损失占当年医疗总费用的4.67%。而恶性肿瘤也一直位于我国居民死因首位，在2009~2015年我国城市疾病死亡率位次中稳居第一。在恶性肿瘤中，子宫颈癌为我国甚至全世界带来沉重的疾病负担和经济负担。它是威胁我国女性健康的前十大恶性肿瘤，也是威胁世界女性健康的第四大癌症。在我国，子宫颈癌每年造成3万~5万的妇女死亡，占全球子宫颈癌每年死亡人数的12.9%；每年新增患者约13.15万例，占全球子宫颈癌每年新增患者数的26.3%。同时，子宫颈癌的治疗费用远远高于普通疾病，在我国子宫颈癌发病率逐年上升，治疗子宫颈癌花费的医疗费用在总体医疗费用中也不容小觑。因此，面对沉重的疾病负担和经济负担，平衡子宫颈癌带来的疾病死亡威胁和有限的卫生资源之间的杠杆，解决两者之间长期以来的矛盾，成为我国乃至世界各国政府和各级卫生行政部门在子宫颈癌相关筛查决策中面临的共同问题。

（二）早诊早治是缓解子宫颈癌疾病负担的有效办法

从19世纪末开始，美国基于传统巴氏的子宫颈癌筛查实践显著地降低了子宫颈癌死亡率，流行病学监测数据显示，从1973~1995年，美国子宫颈癌死亡率减少了46%。2009年加拿大采用传统巴氏进行子宫颈癌筛查，使子宫颈癌死亡率比历史水平降低约50%。韩国通过实施巴氏筛查，年龄校正子宫颈癌发病率从1999年16.3/10万人降低到2012年9.5/10万人。经实践证明，子宫颈癌筛查可以有效地降低子宫颈癌的发病率和死亡率，通过早发现、早治疗子宫颈癌前病变来达到稳步降低子宫颈癌发病及死亡率的目的。

1957年我国的子宫颈癌筛查从北京开始，逐渐扩展到全国。但我国真正开始开展有组织的子宫颈癌免费筛查和早诊早治工作是在2009年，政府启动国家重大公共卫生项目。根据《国务院关于医药卫生体制改革近期重点实施方案（2009~2011年）》确定的工作重点，原卫生部、财政部、全国妇联从2009年开始在全国范围内对35~59岁妇女实施"子宫颈癌、乳腺癌"免费检查，北京市从2008年开始对全市户籍适龄妇女免费实施有组织的子宫颈癌筛查。

（三）如何在缓解疾病负担的同时节约卫生资源与费用

经过9年的初步实践，子宫颈癌筛查效果初现，但卫生总费用也逐年上升。如何控制子宫颈癌筛查的费用，在政府有限的支付能力下，如何提升筛查效率，成为目前亟待解决的问题。

子宫颈癌筛查的成本和效果受到筛查方法、起始年龄、终止年龄、筛查周期等因素的影响，不同组合下的筛查策略的成本、效果存在较大的差异。在相同的筛查费用下，不同策略的筛查效果不同；相同筛查效果的策略，其花费的成本也不同。因此，在有限的政府支付能力下，可以通过改进筛查策略来提升筛查效率，从而在缓解疾病负担的同时节约卫生资源与费用。

目前很多发达国家和发展中国家都制定了各自不同的筛查策略。目前，加拿大对18~69的妇女进行每年一次的传统巴氏筛查；新西兰国际子宫颈癌筛查项目（NCSP）从

1990 年开始对 20~69 岁的妇女每 3 年进行一次液基细胞学筛查；南非对 30~55 岁妇女进行每 10 年一次的传统巴氏筛查。WHO 等国际卫生组织基于研究与实践经验，推荐成本效果较好的筛查方案，建议从 30 岁开始筛查，优先考虑处在 30~49 岁子宫颈癌高发期的女性；美国癌症协会和美国预防工作小组推荐对 30~65 岁的妇女用 HPV+细胞学方法每 5 年筛查一次或用细胞学每 3 年筛查一次。

北京市是我国子宫颈癌筛查项目实现全覆盖最早的城市，2018 年之前采取的筛查策略是采用传统巴氏或液基细胞学方法对 35~64 岁的妇女进行 2 年一次的筛查。一方面，该筛查策略在筛查方法和筛查时间间隔上与国际公认的成本效果较优的策略还存在一定的差距；另一方面，子宫颈癌筛查策略的成本效果还与各地区的筛查技术、当地初始患病率、治疗成本、经济实力有密切关系，不能盲目效仿国外的筛查策略。因此，如何提高资源配置效率、技术效率，使公共资金的效用最大化？如何选择因地制宜的符合财政能力的筛查策略？这是我国子宫颈癌筛查面临的重要问题。

（四）目前的研究现状与问题的提出

国外对于子宫颈癌筛查策略的成本效用研究已经发展得比较成熟，形成了系统的研究方法。大多采用 Markov 模型模拟疾病的发展进程，引用国际流行病学文献的子宫颈癌自然史状态及转换概率，结合各国子宫颈癌初始患病率、筛查方法技术水平、治疗水平和成本等本土资料，进行成本效用分析；同时结合本国的卫生财政状况，选择合适的筛查策略。

国内对于子宫颈癌筛查策略的成本效用研究虽然起步较晚，但近年来发展迅速。首先，在研究地点的选取上，部分研究模拟人群带入 Markov 模型，并未选择实际的研究地区，没有本土数据；而以国家"十一五"课题"子宫颈癌与食管癌筛查及早诊早治方案评价研究"项目为首的研究数据是以子宫颈癌高发区——山西、江西的试点地区妇女为研究对象，数据推广性不高。其次，在研究时间上，很多系统的成本效果研究时间在 2009 年实施国家重大公共卫生项目——免费"两癌"筛查之前，对"两癌"筛查政策实施之后的筛查数据的利用不够充分。再者，在研究方法上，近年来，利用 Markov 模型进行子宫颈癌成本效用分析的研究逐渐成为趋势，但在筛查方法的选择上，需要结合我国当前的实际筛查技术使用情况。随着筛查技术的发展，目前许多发展中国家使用的筛查方法仍然停留在发达国家早期使用的 VIA（visual inspection with acetic acid）、VILI（visual inspection with Lugol's iodine）、PAP（传统巴氏）方法；而许多发达国家已经开始采用 LBC 和 HPV-DNA 筛查方法。我国正处在中间阶段，目前大部分地区主要使用 PAP 和 LBC 的筛查方法，部分地区也在使用 HPV-DNA 作为筛查方法。国内研究中较常见的是对 VIA、VILI 和 PAP、careHPV 方法的分析。

本研究选择"北京市 2008~2016 年'两癌'筛查项目"的个案数据为原始数据，用 Markov 模型模拟疾病的自然发展进程，选择目前北京市实施的 PAP、LBC 和试点地区使用的 HPV-DNA 为筛查方法，对不同筛查方法、不同筛查年龄、筛查周期的不同策略进行成本效用分析，提高资源配置效率，选择效用最大化的方案。同时，探究政府在不同的财政支付能力（Willingness-to-pay）下，如何在有效的筛查策略中选择适合目前财政支付能力的方案和策略。

二、卫生经济学评价研究内容

在美国、加拿大、新西兰等西方国家，经济学评价已经成为优化卫生资源分配的理论支撑和操作指南。各国通过经济学评价的成本效果分析，确定如何将有限的医保财政资源分配到多样化的卫生项目中，根据各项目或方案的成本效用排序，选择哪些项目或方案可以被纳入医保名列中。本研究通过对不同的子宫颈癌筛查策略进行成本效用分析，一方面，通过构建经济学评价决策分析模型和理论，为子宫颈癌筛查的政府财政分配方式提供决策理论依据，也为政府决策如何有效配置医疗保障财政资源提供理论支持；另一方面，实际应用到北京市子宫颈癌筛查的策略优化决策中，帮助北京市决策部门优化医疗资源配置方案，为北京市子宫颈癌筛查的策略优化提供建议。

1. 筛查方法　研究结合我国子宫颈癌筛查的实际情况并结合国际子宫颈癌筛查的发展趋势，将传统巴氏（PAP）、液基细胞学（LBC）、HPV-DNA 检测作为备选筛查方法，比较几种方法的成本效用。

2. 筛查年龄　目前北京市及国家农村两癌检查项目主要选取 35～64 岁的妇女作为筛查对象。但通过文献调研我们发现，国内外普遍认同的覆盖子宫颈癌发病高峰和死亡高峰的年龄区间是 30～65 岁，例如美国癌症协会和美国预防工作小组推荐对 30～65 岁的妇女进行子宫颈癌筛查。近期的很多研究推荐有子宫颈疾病史的女性筛查终止年龄应该设置在 69 岁。所以，本研究选取 30～64 岁、35～64 岁和 30～69 岁的妇女为备选筛查对象。

3. 筛查间隔　由于不同筛查方法的灵敏度和特异度各有不同，其对应的最有效的筛查周期时间间隔也不同。文献综述结果显示，PAP、LBC 的筛查周期时间间隔一般为 1 年、2 年、3 年；HPV 的筛查周期时间间隔为 3 年、5 年、10 年，本研究结合文献综述和目前筛查的实际情况，将 PAP 和 LBC 检测的筛查周期时间间隔设置为 2 年、3 年；将 HPV-DNA 的筛查周期时间间隔设置为 3 年、5 年；将细胞学和 HPV 联合筛查设置为 3 年、5 年。利用经济学评价原理及方法，对以下的 18 个方案进行评价，并提出优选方案（表 4-1）。

表 4-1　不同筛查方案组合 18 种

筛查策略	年龄范围	筛查间隔	筛查方法
1	不筛查		
2	35～64 岁	2 年	①妇科检查、巴氏细胞学；②异常者转诊阴道镜
3	35～64 岁	3 年	①妇科检查、巴氏细胞学；②异常者转诊阴道镜
4	30～69 岁	2 年	①妇科检查、巴氏细胞学；②异常者转诊阴道镜
5	30～69 岁	3 年	①妇科检查、巴氏细胞学；②异常者转诊阴道镜
6	35～64 岁	2 年	①妇科检查、液基细胞学；②异常者转诊阴道镜
7	35～64 岁	3 年	①妇科检查、液基细胞学；②异常者转诊阴道镜

筛查策略	年龄范围	筛查间隔	筛查方法
8	30~69 岁	2 年	①妇科检查、液基细胞学；②异常者转诊阴道镜
9	30~69 岁	3 年	①妇科检查、液基细胞学；②异常者转诊阴道镜
10	35~64 岁	2 年	①妇科检查、HPVDNA；②异常者转诊阴道镜
11	35~64 岁	3 年	①妇科检查、HPVDNA；②异常者转诊阴道镜
12	30~69 岁	2 年	①妇科检查、HPVDNA；②异常者转诊阴道镜
13	30~69 岁	3 年	①妇科检查、HPVDNA；②异常者转诊阴道镜
14	30~69 岁	5 年	①妇科检查、HPVDNA；②异常者转诊阴道镜
15	35~64 岁	5 年	①妇科检查、HPVDNA；②异常者转诊阴道镜
16	30~69 岁	3 年	①妇科检查、HPVDNA 联合液基细胞学；②异常者转诊阴道镜
17	30~69 岁	5 年	①妇科检查、HPVDNA 联合液基细胞学；②异常者转诊阴道镜
18	35~64 岁	3 年	①妇科检查、HPVDNA 联合液基细胞学；②异常者转诊阴道镜
19	35~64 岁	5 年	①妇科检查、HPVDNA 联合液基细胞学；②异常者转诊阴道镜

三、卫生经济学评价研究方法

（一）文献综述

1. 子宫颈癌筛查经济学评价研究类型

（1）经济学评价类型的定义与辨析：经济学评价的类型主要包括成本-效果分析（cost-effectiveness analysis）、成本-效用分析（cost-utility analysis）和成本-效益分析（cost-benefic analysis）。通常用于在既定的预算下进行决策分析，通过比较成本和结果之间的关系来选择更高效的方案。成本效果分析具有广义和狭义的概念，从广义上来看，成本效用分析也可以被看作是一种包含生命质量测量的特殊的成本效果分析；但本文为了更好地区分这三个概念，从狭义概念上入手，采用国际通用定义。

成本效果分析是一种更综合、常规的经济学评价类型，它可以比较成本和任何结果在数量上的关系。成本效果分析对效果的测量是一种数量上的测量，不包含质量的测量。例如，反映子宫颈癌筛查每获得一个生命年所需的成本；注射疫苗后每避免一次疾病感染所需的成本。

与成本-效果分析在数量上对效果进行测量所不同的是，成本-效用分析中对效用的测量更加宽泛，既包含对数量的测量，也包含对质量的测量，它是用质量权重对效果进行加权调整后得到的结果，等于效用权重乘以期望生命年，效用权重在 0~1 之间。一般用健康调整生命年来测量效用，而健康调整生命年（HALYs）一般包括质量调整生命年（QALYs）、伤残调整生命年（DALYs）和等效健康生命年（HYE），充分考虑生命年的健康程度、生命质量、伤残程度等。

成本-效益分析对结果的测量更加宽泛，不是数量，也不是质量，而是能带来的金钱效益。它不仅将成本用金钱来衡量，还将效益用金钱来衡量，唯一的衡量标准就是货币价值。成本-效益分析被定义为与成本相比，服务或项目在花费多少费用的同时能够节约多少费用或创造多少金钱效益。有些学者认为人的生命和疾病遭遇很难用金钱来衡量，所以大多数成本-效益分析会产生不确定的结果。

（2）子宫颈癌筛查经济学评价研究类型的选择：目前，在子宫颈癌的卫生经济学评价研究中，国外研究对效果、效益、效用的定义符合上述国际通用定义，指标选取也相对统一；但在国内研究中，对这三个类型的指标定义呈现出多样化特点，常常出现混淆。

国外子宫颈癌经济学评价研究常见的类型主要是成本效果分析和成本效用分析。因为疾病的治疗和其他干预不同，往往不能只考虑金钱的效益，更重要的是通过治疗或干预能获取的生命年、能改善的生命质量。在成本效果研究中，普遍使用的效果指标是"期望寿命"，通过比较不同筛查策略每获得一个生命年所花费的成本进行决策和方案选择。在成本效用研究中，大部分研究使用的效用指标是质量调整生命年（QALYs），通过比较不同筛查策略每获得一个质量生命年所花费的成本进行决策和方案选择；也有部分研究使用伤残调整生命年（DALYs）作为效用指标。但在国内研究中，这三个类型的概念定义常被混用，指标选取也存在差异。

国内研究对效果的定义主要有两种：一是子宫颈癌的"检出率，通过比较每检测出1例子宫颈癌或癌前病变所花的成本来衡量筛查方案；二是采取国际通用的效果指标"期望寿命"，通过比较不同筛查策略每获得一个生命年所花费的成本进行决策和方案选择。国内研究对效用的定义基本符合国际通用定义，在指标的选取上也常用质量调整生命年（QALYs）和伤残调整生命年（DALYs）。但效益的定义呈现出两种情况：一种是国际上较认可的定义，用货币价值来衡量效益，即节约多少费用或获得多少效益，通过直接效益和间接效益来计算；另一种是通过挽救的生命年数来计算创造的效益。

笔者认为，国内外子宫颈癌研究对经济学评价类型和指标定义的不同，主要是源于经济学评价研究的方法不同，国内研究起步较晚，在对国外研究的学习和与本土研究的融合中呈现出多样化特点。国外经济学评价研究通用做法是利用决策分析模型（例如 Markov 模型）模拟人群疾病发展进程，推算干预对人群期望寿命的影响。但国内经济学评价研究除了使用此方法外，部分研究不获取真实的筛查数据，旨在对某次筛查的检出率等绩效做出评价，所以指标选取根据研究方法的不同也发生相应改变。

本研究采用国际通用做法，利用 Markov 模型模拟疾病发展进程，对子宫颈癌筛查策略进行成本-效用分析，将效用定义为目标人群开展子宫颈癌筛查所获得的 QALYs。

2. 子宫颈癌筛查经济学评价研究决策分析模型

（1）经济学评价研究常用决策分析模型：本研究选择使用决策分析模型模拟的方法。决策分析是一种通过构造决策结构来清晰展现、评估一个决策的方法。它为决策者在不确定的决策环境中提供了系统的、定量的支持，被广泛应用到健康干预的经济学评价中。决策分析模型的应用来自于随机临床试验在经济学评价实际操作中的障碍和限制，例如不能同时比较多个相关的决策选项，对其他研究结果的利用不足，不能在足够长的时间（一生）里获取多个决策方案的效果差异，以及试验只能对选定的特殊人群展开等。正是随机临床试验在应用上的这些现实障碍让决策分析模型成为其补充方法：随机临床试验和其他类型的研究提供数据和特殊的参数估计，而决策模型为证据的整合提供分析框架，在两个方法的互补作用下选择资源配置更优的方案。

常用的决策分析模型主要包括决策树模型（Decision tree models）和马尔可夫模型（Markov models）。

1）决策树模型及优缺点：决策树模型是一种常用的决策分析模型。一个完整的决策树表示一个决策分析，决策树具有分支结构，它的每一个分支表示一个在未来可能发生的事件或选项。识别和分辨这些事件的顺序和相关性是构建模型结构中必不可少的步骤（图4-2）。

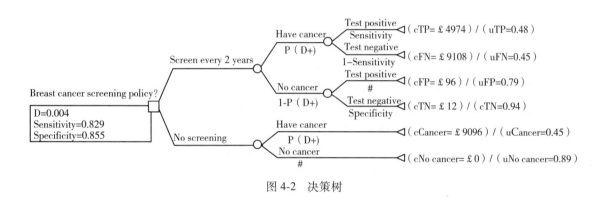

图 4-2　决策树

在结构上，决策树从左到右展开，从左端的决策节点开始，到右端决策可能导致的结果结束。从左端的决策问题出发，通过正方形的决策节点连接着供选择的多个决策选项，例如每两年进行一次子宫颈癌筛查是一个决策选项，不筛查是一个决策选项，比较这两个决策方案的成本效果。接下来，每个决策选项都可能带来多个结果，伴随着相应事件的发生，需要根据可能发生的结果事件的时间顺序构建每个决策选项的逻辑框架。每支决策选项后面连接圆形的机会节点，每个机会节点后连接以概率为特征的随机事件，决策树中每个随机事件都对应着该事件发生的概率，这些概率来自于已发布的文献。在每条路径的最终结果处连接一个最终节点，每个最终节点将会有相应的成本和效果。模型运行后，将会出现最后的结果值。

决策树具有模型简化、清晰、易于解释等优点，但是它与其他的决策分析模型相比仍然存在一些不足。首先，使用决策树模型适用于急性病，即短期内发生的疾病，没有隐含时间变量；其次，当模拟需要长期预测的疾病或随着时间反复的事件时，决策树模型只允许病人随着模型单向朝前发展，不允许在不同的疾病状态间反复转换，即经过一段时间，每个个体仍然保持在唯一的疾病状态中，例如患癌症或不患癌症，个体所处的疾病状态不会随着时间的变化而发生变化。

2）Markov模型及优缺点：Markov模型是俄国数学家马尔可夫于1906年首次提出的一

种应用数学分析方法来研究自然过程的一般图示——马尔科夫链（Markov chain）。Markov模型是一个随机过程模型，通过对疾病不同状态的初始概率及状态间的转移概率研究，来确定和预测该疾病状态的变化趋势。在过去十几年间，Markov模型被更多地应用到慢性病预防、治疗的卫生经济学评价中。

Markov模型是一种"无记忆性"的随机事件序列。它将所研究的疾病按其自然发展过程划分为几个不同的健康状态，并确定一定时间内各个状态相互间的转移概率，给每个状态附上其资源消耗和健康效用值，通过多次循环运算，估计疾病发展的长期成本和效果。Markov模型在设置好的时间间隔下周期性运行，状态间的转换依赖于不随时间变化的独立的转换概率，每个个体在上个周期中健康状态的终点成为下个周期健康状态的起点。

如图4-3所示，这是一个简单的Markov链，该模型的队列规模是10000人，可能分布在"健康"、"患病"、"死亡"三个状态中。最初，10000人都处于健康状态。原来处于"健康"状态中的人，经过一个周期，有0.6的概率仍然维持在"健康"状态下；有0.3的概率会进展到"患病"状态下；有0.1的概率进入"死亡"状态。处于患病状态的人，经过一个周期，有0.8的概率维持"患病"状态；有0.2的概率会"死亡"。那么，在第一个周期结束时，我们发现有6000（10000×0.6）个人仍然处于"健康"状态，3000（10000×0.3）个人处于"患病"状态，1000（10000×0.1）个人处于"死亡"状态。在第二个周期结束时，有3600（6000×0.6）个人仍然处于"健康"状态，4200（6000×0.3+3000×0.8）个人处于"患病"状态，2200（1000+6000×0.1+3000×0.2）个人处于"死亡"状态。整个过程将会持续到所有人都进入死亡状态后，模型停止运行。每个状态的转移概率相加为1；每个周期里，每个状态下的人数相加都为初始队列人数。

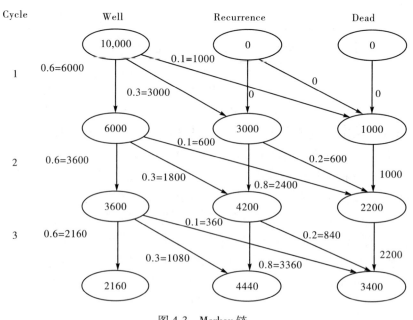

图4-3　Markov链

传统的决策树模型只能分析卫生干预措施的短期效果，个体所处的疾病状态不会随着时间的变化而发生变化；而回归分析虽然能分析卫生干预措施的远期效果，但不能考虑到不同阶段、不同状态之间的转移等。与之不同的是，Markov 模型能较好地反映疾病过程，在一段时间内，疾病可能会在不同的疾病状态之间发生转换，有利于对疾病的演进进程进行推断和预测，特别适合为慢性病干预事件做决策分析，在卫生经济学评价中应用广泛。Markov 模型的一个不足在于它的状态间的转移概率只依赖于转换当时所处的健康状态而不考虑之前经历过的健康状态；但是成本和效果却在每一个周期最后都会根据当时所处的状态进行一次计算。

（2）子宫颈癌筛查经济学评价研究决策分析模型的使用：目前，国际上对子宫颈癌筛查的卫生经济学评价研究通用模型是 Markov 模型。国外许多学者利用 Markov 模型进行子宫颈癌不同筛查方案及疫苗接种的卫生经济学评价，为子宫颈癌的预防提供政策依据。大部分国内研究也选择 Markov 模型对子宫颈癌的早诊早治做经济学评价。因为子宫颈癌是一种慢性疾病，它会随着时间的变化进展或退化，而 Markov 模型能更好地对疾病的演进进程进行推断和预测。

Markov 模型在子宫颈癌预防卫生经济学评价方面的应用始于 20 世纪 90 年代。主要应用于以下几方面：①比较 HPV 疫苗与子宫颈癌筛查的成本效果；②比较机会性筛查和有组织筛查的成本效果；③比较不同筛查方法的成本效果；④比较不同起始年龄、筛查周期的成本效果。

本研究也采用 Markov 模型对不同筛查方法、起始年龄和筛查周期的子宫颈癌筛查策略做决策分析。

（3）子宫颈癌筛查 Markov 模型设定：用 Markov 模型来模拟子宫颈癌的发展过程，主要可以概括为五个阶段：自然史模型的状态及转移路径；筛查和诊断干预策略；筛查、诊断和治疗参数设定；模型结果的呈现和模型的质量评估。

1）自然史模型状态及转移路径：国内外研究对子宫颈癌健康状态的设定通常以公认的子宫颈癌疾病自然史流行病学数据为基础，随着自然史数据的发展，模型建立也逐渐日趋完善，但又各有特点。在早期子宫颈癌筛查研究中，疾病状态常分为健康、低度病变（CIN1）、高度病变（CIN2/CIN3）及子宫颈浸润癌（分原发灶、区域性癌和远端转移）、死于子宫颈癌、死于其他疾病几个模块，并未单独列出 HPV 感染状态，状态之间不能越级进展或消退。很多研究也支持子宫颈癌及其癌前病变为 100%HPV 感染率的假设。随着自然史数据的发展和逐渐完善，目前学界较为认可的疾病状态明确将 HPV 感染列于健康与低度病变之间。并将子宫颈浸润癌按照国际妇产科联合会（FIGO）的推荐分为 Ⅰ、Ⅱ、Ⅲ、Ⅳ期。但由于具体研究内容和目的的不同，各研究在设置状态的时候细节分类有一定的区别。随着先进的 HPV-DNA 筛查技术的发展，近期部分研究关注人类乳头状病毒分型，将 HPV 状态分为高危型 HPV 感染和非高危型 HPV 感染。对高度病变状态的处理主要有两种情况：一是将 CIN2 和 CIN3 分别作为两种状态，这在国内研究中较为普遍；二是将 CIN2/3 作为 1 个状态，一方面是因为 CIN2 和 CIN3 在状态间的转移路径相同；另一方面是因为在治疗方法上，CIN1 病变患者需要接受随访，而 ≥CIN2 病变患者都需要按照临床规范接受相应的环切、锥切手术等治疗。

状态间的转换路径也因为自然史流行病学数据的多样化而呈现出不同的特点。总体上来看，早期的子宫颈癌筛查研究认为状态间的转化是不能越级进展或消退的。Goldie 等在 2005 年的研究中推翻了自己 2001 年相似研究假设，认为状态间的转化可以越级进展或消退。随后的研究中都基本达成共识，即状态间的转化可以越级进展或消退。国内研究由于起步较晚，发展较慢，大多都是遵循近期国际认可的，状态间的转化可以越级进展或消退的规律。具体来看，状态间的转换路径主要有以下两种情况：一种情况是非越级进展或消退，健康、HPV 感染（高危型和非高危型）、CIN1、CIN2/CIN3，每级状态可以保持、进展或消退到相邻状态，但不能越级进展或消退；FIGO Ⅰ～Ⅳ期可以保持或进展到下一个状态，但是都不能消退。另一种是部分状态之间可以越级进展或消退，也是近期研究普遍认同的，主要是针对 HPV 于 CIN2/CIN3 两个状态而言，目前存在三种观点：一是 HPV 可以跨级进展到 CIN2/CIN3 状态，但是 CIN2/CIN3 却只能跨级消退到高危型 HPV 状态。二是 CIN2/CIN3 可以跨级消退到非高危型 HPV 状态和高危型 HPV 状态。FIGO Ⅰ～Ⅳ期都可能转移到因子宫颈癌死亡状态。每个状态都存在一定的概率因为子宫颈癌以外的其他原因死亡。有的研究强调手术切除子宫的患者将不再有发生子宫颈癌的机会。

2）子宫颈癌筛查和诊断的干预策略：一个有效的筛查和诊断干预策略需要考虑以下几个方面：筛查与诊断方法、筛查起始与终止年龄、筛查周期时间间隔。

到目前为止，近期国内外研究中常见的筛查方法包括：VIA（visual inspection with acetic acid）、VILI（visual inspection with Lugol's iodine）、PAP（传统巴氏）、LBC（液基细胞学）、careHPV（简易 HPV-DNA 检测）、HPV-DNA 检测。

VIA 是指用 3%～5% 的冰醋酸涂抹子宫颈使其染色后用肉眼直接观察的方法；VILI 是指用 4%～5% 的碘液进行染色的方法。20 世纪 90 年代中期迅速发展起来的 VIA/VILI 筛检技术，可以有效发现 CIN 及 AIS，该方法的优点是易于培训，费用低廉，操作简单，检查当时即可得出初步结果，适合农村高发地区大规模人群筛查，也是 WHO 推荐在发展中国家使用的子宫颈癌初筛方法；但是该方法的缺点在于其具有较差的灵敏度。尽管如此，它仍然是大多数资源贫乏国家推荐的子宫颈癌筛查方法。PAP（传统巴氏）是一种子宫颈刮片细胞学检查，在工业化国家，传统巴氏已经被用于检测子宫颈癌超过 50 年的时间。但是传统巴氏筛查的灵敏度不高，需要在更短的时间间隔里进行更频繁的筛查；其检测依赖于细胞学技术，对筛查人员的技术水平要求较高。与巴氏相比，液基细胞学具有更高的灵敏度，在细胞学分析的组织样本质量上具有更大的一致性。近期各国比较推荐使用的新型检测方法是 HPV 检测。新西兰、意大利、澳大利亚等国开始使用 HPV 检测法：新西兰从 2017 年 1 月开始试行用 HPV 检测法。基于国际预防计划 2014～2018，意大利目前试行 HPV 筛查；澳大利亚也从 2017 年 5 月开始实施 HPV、液基双筛检测方法。HPV 感染是导致子宫颈癌的一个重要原因，在世界范围内，HPV16 和 HPV 18 型导致了大约 70% 的恶性子宫颈癌，HPV-DNA 是一种分子鉴定，能够检测 HPV 病毒类型和高风险 HPV 的存在，而 careHPV 是一种简易的 HPV-DNA 检测。研究显示，在检测高等级疾病时，HPV 检测比传统巴氏具有更大的灵敏度和更小的特异度。而这种低特异度可以更好地减少对优质 CIN 的漏检。这种检测方式可以提供简单、准确、可重现的结果；但是却在发展中国家的应用受到限制，因为它价格高，并且它仅检测到 HPV 感染，而非癌症前期，需要进一步进行检验。

筛查的效率很大程度上受到筛查年龄的影响。WHO 提出，在子宫颈癌筛查中，应该优先考虑子宫颈癌高发年龄组，将其人口筛查覆盖率最大化。在不同的研究中，子宫颈癌的发病高峰和死亡高峰的研究结果较为一致，而筛查的年龄区间也都尽量覆盖发病高峰和死亡高峰。国内研究显示，子宫颈癌发病高峰为 45~49 岁，而子宫颈癌死亡率高发期则在 50 岁以上。据估计，30~50 岁的中国女性感染高风险型 HPV 率为 15.0%~20.8%。WHO 推荐从 30 岁开始筛查，优先考虑处于 30~49 岁子宫颈癌高发期的女性。国际癌症研究机构（IARC）推荐的子宫颈癌筛查年龄区间是 25~64 岁；美国癌症协会和美国预防工作小组推荐对 30~65 岁的妇女进行子宫颈癌筛查。可以看出，国内外普遍认同的覆盖子宫颈癌发病高峰和死亡高峰的年龄区间是 30~65 岁。但据 WHO 统计，子宫颈癌发病人群逐渐趋于年轻化，近期有的子宫颈癌筛查经济学评价研究也考虑了起始年龄为 18 岁、20 岁、25 岁的筛查策略，部分研究也考虑了终止年龄为 55 岁、60 岁、69 岁的筛查策略，部分研究还认为无子宫颈癌及癌前史的女性筛查终止年龄到 65 岁，而有病史的女性筛查终止年龄应该在 69 岁。近期国外前沿研究还推荐在发病率、死亡率较低的年龄段使用效果较差、成本较低的筛查方法；在发病率和死亡率较高的年龄段使用效果较高、成本较高的筛查方法。

不同筛查方法的筛查效率不同。不同筛查方法的灵敏度和特异度各有不同，其对应的最有效的筛查周期时间间隔也不同。例如，由于 VIA 的筛查效率比 HPV-DNA 筛查低，WHO 建议在 VIA 阴性筛查结果后的 3~5 年内进行重新筛查，在 HPV-DNA 阴性筛查结果后不少于 5 年进行重复筛查。在探究不同的筛查方法分别对应的最有效的筛查周期时间间隔时，不同研究得出的结论由于所处国家、参数设置不同等原因有所差异。部分研究得出 VIA、VILI、VIA/VILI 最有效的筛查周期时间间隔为 1 年、2 年、3 年、5 年；PAP、LBC 最有效的筛查周期时间间隔设置为 1 年、2 年、3 年；HPV 最有效的筛查周期时间间隔为 3 年、5 年、10 年。

3）模型参数的设定：子宫颈癌筛查 Markov 模型需要的参数主要包括：状态间的转移概率、子宫颈癌生存率、初始各状态患病率、非子宫颈癌死亡率、各筛查方法的灵敏度和特异度、依从性和治疗成功率。模型参数主要通过以往的流行病学文献、本国官方数据、实际筛查数据、专家意见几个途径获得。

转移概率是指患者在一个 Markov 循环周期内从一个状态转移到其他状态的可能性大小。卫生经济学评价文章中的转移概率主要来源于两方面，文献引用和使用已有的相应地区人群数据进行计算。但很少有文章提到使用原始数据计算。法国、加拿大、印度等大部分国家都引用美国的数据，主要是直接或间接引用 Myers 等研究中的数据。以美国、荷兰、瑞典为首的几个国家也引用本国数据。还有一些研究虽然引用他国数据，但根据本国的年龄进行调整或加入本国年龄别的发病率。

虽然本国也有报道子宫颈癌生存率数据，大都是 5 年生存率，但多数来自意愿而非肿瘤登记报告系统。所以国内子宫颈癌经济学评价研究多使用国外详细报道的子宫颈癌生存率数据。

非子宫颈癌死亡率主要来自于各国官方数据或者调查数据。我国子宫颈癌经济学评价研究的非子宫颈癌死亡率有的来自官方统计年鉴；有的从项目数据中计算得来，例如 2009 年 SPOCCS-1 研究相关文章都是通过调查地区女性全死因年龄别死亡率减去年龄别子宫颈癌死亡率获得（中国肿瘤数据库重新计算获得）。本研究引用统计年鉴的非子宫颈癌死亡率数据。

各筛查方法的灵敏度和特异度也会随着地区和筛查技术的不同而有所区别。大部分优先引用在本国做研究的数据，用国外数据作补充。也有文献选择对多个国家文献进行 Meta 分析得到综合性数据来平衡国家或地区间差异。在我国，由于筛查技术等原因，同一种筛查方法在实际筛查中的灵敏度和特异度相比国外有一定的差距，国内部分子宫颈癌筛查经济学评价研究引用 2009 年在山西、江西和深圳进行的 SPOCCS-1 研究所得数据，不足部分利用国外文献进行补充；也有部分文献引用《中国子宫颈癌筛查指南》中的部分数据，不足部分利用国外文献进行补充。与此类似的是，我们也需要根据本国情况考虑筛查的依从性、治疗成功率，可以从实际筛查数据中获取，也可以结合专家意见。初始各状态患病率一般使用本国官方数据或实际筛查数据中获得，但也有部分研究假设初始人群都处于某一种或几种状态。

4）模型输出及结果展现：Markov 模型的结果可以在成本效果象限中展示（图4-4），成本效果象限的横轴是实验决策方案与对照决策方案在个体上的平均效果（或效用）差值 $\triangle E$，沿着横轴的方向，$\triangle E$ 越来越大；成本效果象限的纵轴是实验决策方案与对照决策方案在个体上的成本差值 $\triangle C$，沿着纵轴的方向，$\triangle C$ 越来越大。在该象限中经过原点的一条直线的斜率正好等于在该直线上各点的增量成本效果比（ICER = $\triangle C / \triangle E$）。如果 ICER 出现在 NE 象限，说明实验决策方案更加高成本和高效；如果 ICER 出现在 NW 象限，说明实验决策方案更加高成本和低效；如果 ICER 出现在 SW 象限，说明实验决策方案更加低成本和低效；如果 ICER 出现在 SE 象限，说明实验决策方案更加低成本和高效。但是实际生活中往往是实验方案要比对照方案更高效，如果实验方案的增量成本效果比 ICER 低于"临界比率：a"，即图中直线的斜率，它表示支付意愿——代表每获得一个单位的效果愿意支付的成本，那么这个方案就可以采取。

①（平均）增量成本效果（或效用）的点估计：我们将不进行子宫颈癌筛查决策方案作为对照方案，将每两年进行一次子宫颈癌筛查作为实验方案，两个方案都是 10000 个队列人群。在 Markov 模型中，队列人群中的每个妇女在模型运行结束后都会对应一个成本值和一个效果（或效用）值。一般的卫生经济学评价研究都使用点估计的方法，首先求得实验方案的所有妇女的平均成本值 $\overline{C_t}$，和平均效果（或效用）值 $\overline{E_t}$；再求得对照方案的所有妇女的平均成本值 $\overline{C_c}$，和平均效果（或效用）值 $\overline{E_c}$。然后求出实验方案和对照方案的增量成本效果（或效用）比为（ICER）：

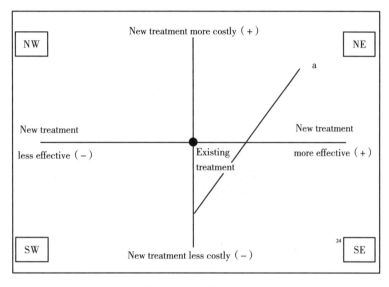

图 4-4 成本效果象限

$$\frac{\overline{C_t} - \overline{C_c}}{\overline{E_t} - \overline{E_c}} = \frac{\Delta C}{\Delta E}$$

如果将对照方案放到成本效果象限的原点，那么其他每个方案可以在成本效果象限中对应一个点。将第一象限中从低到高最靠右的点连成一条最佳效率曲线，这些点对应的方案就是相对高效的方案。

虽然现在大部分的卫生经济学评价研究都使用点估计来展示 Markov 模拟结果，但仍有一定的局限性。例如，当点估计中实验方案的平均成本值 Ct 与对照方案得平均成本值 Cc 相同时，无论实验方案和对照方案的效用差距有多大，所得的增量成本效果（或效用）比（ICER）都等于 0。在这种情况下，通过点估计得出的结果就不能很好地表达方案间的效果（或效用）关系，此时，用区间估计的结果展现方式可以更准确地模拟增量成本效果（或效用）比的分布情况。

②增量成本-效果的区间估计——马尔可夫链蒙特卡罗模拟：近年来，在国外经济学评价的前沿研究中，常常利用蒙特卡罗模拟的方法用区间估计更准确地表述 Markov 模型结果。蒙特卡罗（Monte Carlo）模拟是一种通过模拟大量的个体得到总体的情况的计算机模拟方法。它根据 Markov 状态间的转移概率随机决定每一个个体的每一个循环的去向，来模拟个体推断总体。蒙特卡罗模拟通常利用概率模型中的基于个体水平的成本、效果（或效用）信息和生成的增量成本、增量效果（或效用）分布，通过贝叶斯算法（bootstrap）来估计成本-效果（或效用）分布，遵从同方差多元正态性假设。

如图 4-5 所示，为 1000 个蒙特卡罗模拟值，我们仍然使用传统的区间估计方法，选择

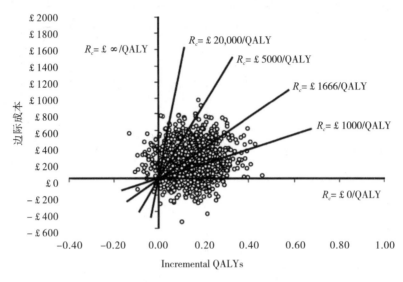

图 4-5 蒙特卡罗模拟-成本效果象限图

0.05 的可信度。图中直线表示"临界比率：a"，即支付意愿，处于直线下方的点占所有点的比例表示在既定的支付意愿下实验策略成本被选为成本效用优化策略的概率。可以看出，当支付意愿发生变化时，进入该线下方的点的比例也在发生变化。

虽然在一般情况下我们可以用蒙特卡罗模拟-成本效果象限图很好地展示 ICER 的可信区间和决策结果，但是当部分取值点跨过了横轴和纵轴，分布在不同象限的时候，就不能直接进行比较。例如，在 SW 象限和 NE 象限中，同样低于支付意愿的情况下，在 NE 象限中，实验方案更有价值；但在 SW 象限中，对照方案更有价值，两者不能直观地进行比较。在这种情况下，我们就不好根据点与"临界比率"线的位置关系来确定哪些点支持实验方案，哪些点支持对照方案。可接受性曲线可以更直观地展示"临界比率：a"（支付意愿）与实验方案被选为成本效果好的概率这二者之间的关系。

在可接受曲线中，纵轴表示实验方案成本效果更好的概率，横轴表示"临界比率：a"（支付意愿）的取值。每一个 a 值（支付意愿）对应一个实验方案成本效果更好的概率，也可以反应每个 a 值对应的概率区间。在图 4-6 中，当 a=10000 时，实验方案成本效果更好的概率为 0.9。

在子宫颈癌筛查经济学评价研究中大部分研究都使用点估计表示平均增量成本-效果比。近期，部分研究使用蒙特卡罗模拟估计增量成本效果比的分布区间，通过蒙特卡罗模拟-成本效果象限图和可接受曲线讨论支付意愿与承担的增量成本-效用比之间的关系，更形象具体地为做出决策分析，为决策者提供可接受的选项。本研究将既通过点估计直观地展示平均增量成本效果比更优的筛查策略，也通过区间估计的蒙特卡罗模拟-成本效果象限

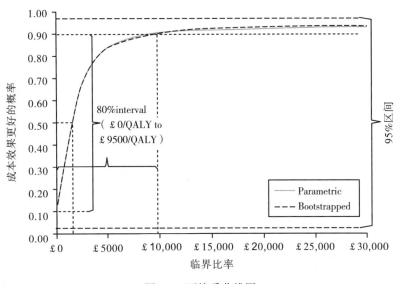

图 4-6　可接受曲线图

图，以及所得出的可接受曲线，展示当决策者在不同的支付能力下时，应该如何选择能支付的更优化的筛查策略。

5）模型的质量评估：Philips 等对 15 个已经公认的决策分析模型的评价指南进行整合，作为其最好的决策模型构造指南。他们在结构、数据、一致性等方面为模型提供了一个质量评估框架，常被用来评估决策模型的优劣。本研究也采用此评价指南对设置的模型进行质量评估。

（4）子宫颈癌筛查成本：

1）卫生经济学评价中成本的定义与分类：

①定义：在卫生经济学评价中，成本的定义和经济学评价的角度有直接的关系。从医疗机构的角度出发，凡是减少其自身收益或增加其自身成本的就是医院观点下的成本。通常是指由其提供的医疗产品或服务的成本，即医疗成本。从保险公司或医疗部门的角度出发，通常只包括医疗成本中的报销部分。从患者的角度出发，因病而需要由患者个人及其家庭付出的成本或健康损失都是患者视角下的成本，可能包括医疗成本、非医疗成本或直接成本、间接成本以及无形成本。从全社会的角度出发，无论发生的成本由谁承担，凡是因项目或方案而引致的本国社会资源的减少就是成本。

②分类：在国内卫生经济学评价中，成本的分类呈现多元化的特征，最常见的成本分类包括医疗成本和非医疗成本；直接成本和间接成本；有形成本和无形成本；边际成本与平均成本；机会成本。

根据成本与医疗的相关性，可以将成本分为医疗成本和非医疗成本。医疗成本是指实施某预防、诊断或治疗项目所消耗的医疗产品或服务。而非医疗成本是指实施某预防、诊断或治疗项目所消耗的医疗资源以外的其他资源（如交通成本、租房成本、误工损失等）。

按是否需要分摊，可以将成本分为直接成本和间接成本。直接成本是与医疗服务直接相关，实施预防、诊断或治疗项目所发生的，无需进行分摊而可直接计入该项目的成本，如药品及其他卫生材料成本、低值易耗品耗损费（注射器、玻片等）、医生劳务等医疗成本和患者、家属专程为诊治疾病发生的交通成本等非医疗成本。间接成本是指与医疗服务间接相关或其成本不是针对某项医疗服务项目的，不能直接计入而需要按一定标准分摊计入各种相关项目的成本，被两个或两个以上项目所共享的一种资源消耗，如行政管理成本、固定资产折旧、公务费、卫生业务费用（包括水、电、气费用，设备维修和更新费用等）。

按是否伴随资源消耗，可以将成本分为有形成本和无形成本。有形成本是指在实施或接受医疗干预项目过程中所消耗的产品或服务的成本，伴随着资源的耗费而产生。无形成本（隐性成本）是指因疾病引起的或因实施医疗干预项目而引起的患者及亲朋的行为或行动不便、肉体或精神上的痛苦、忧虑或紧张等，以及由医疗干预项目引发的医院声誉受损或社会不安定等，不伴随资源耗费。

在经济学中，也常常提到边际成本、平均成本和机会成本。边际成本是指多提供一个单位的医疗服务所需增加的支出。平均成本是指单位服务的资源消耗。机会成本是指在几个可选方案中，采用某种方案而放弃另外一些方案，在放弃的方案中产生最大效益的方案的效益，或所放弃方案中效果相同、其成本消耗最小的方案的成本即为所选方案的机会成本。

在国外卫生经济学研究中，还常常站在更高的宏观视角来看待成本，将成本分为微观成本和总成本。同时，在国外文献中还出现过摩擦成本这一概念。微观成本是指大规模成本的组成部分，例如住院费用、运输费用。总成本是指从数据库或文献中获得的总成本的估算，比如在几分钟内，获得一种疾病的医院总体费用，总成本估算更加容易，但使用总成本容易忽略或重复计算部分成本。当干预增加行政开支时，就产生了摩擦成本。一个例子是，由于生病，缺勤率或失业率上升。

2）子宫颈癌筛查成本测算方法

①国外子宫颈癌筛查成本测算：在国外文献中，对子宫颈癌筛查项目成本的测算方式主要有三种：部分研究从患者的视角出发，采取微观成本测算方法，对筛查、诊断、治疗分阶段进行分类（医疗成本、非医疗成本、无形成本）测算，而很多研究表明对非医疗成本，特别是无形成本的测算比较困难，全面和准确难以兼顾，很少有研究能测算无形成本；但大部分研究从医疗机构（医院）的视角出发，从负责子宫颈癌筛查的医院调取数据，采取微观成本测算方法，但只测算子宫颈癌筛查的医疗成本，一方面因为成本数据大多来源于医疗机构数据，另一方面是因为大多数研究都是为决策者（政府）提供决策支持，决策者需要承担的成本主要是医疗成本；还有少量研究从医疗部门的视角出发，采取宏观成本测算方法，按照子宫颈癌筛查报销的数据从整体上测算成本，此类方法只能测算已经实施过得筛查项目的成本，决策分析受限。

从医疗成本上看，研究主要测算了筛查、诊断、治疗的医疗成本。在有全科医生的国家，例如美国，还会计算筛查前全科医生的门诊费用。筛查阶段的直接医疗成本主要包含

PAP、VIA 等筛查项目费用（包括检查化验、药品耗材等）、筛查门诊费用；间接医疗成本主要包含使用的设备的折旧、人力、物资损耗费。诊断阶段的直接医疗成本包括阴道镜、组织病理学等诊断项目费用、门诊费用；间接医疗成本包括设备的折旧、人力、物资损耗费。治疗阶段的直接医疗成本包括医师服务费、门诊费、住院费、手术检查和治疗费、药品费；间接医疗成本一般不易估算。

从非医疗成本上看，部分研究测算了筛查、诊断和治疗阶段患者的交通费、时间花费。有的研究显示还测算了治疗阶段照顾者的时间和交通费用。其中，时间成本主要按照当地平均工资或者时间花费者所处行业的平均工资来计算。

②国内子宫颈癌筛查成本测算：在国内文献中，对子宫颈癌筛查项目的成本测算方式只包括两种：部分研究从患者的视角出发，采取微观成本测算方法，对筛查、诊断、治疗分阶段进行分类（医疗成本、非医疗成本）测算，但很多研究只测算了直接医疗成本和直接非医疗成本，例如国家"十一五"课题"子宫颈癌与食管癌筛查及早诊早治方案评价研究"的系列研究；部分研究从医疗机构（医院）的视角出发，从负责子宫颈癌筛查的医院调取数据，采取微观成本测算方法，但只测算子宫颈癌筛查的医疗成本，甚至只测算直接医疗成本。

从医疗成本上看，研究主要测算了筛查、诊断、治疗的医疗成本。筛查和诊断阶段的直接医疗费用包括 PAP、阴道镜等筛查和诊断项目费用（包括检查化验、药品耗材等）、筛查门诊费用；间接医疗成本主要包含使用的设备的折旧、人力。治疗阶段的直接医疗费用包括药品费、手术费、床位费等；非直接医疗费用一般包含在其他费用里。

从非医疗成本上看，包括筛查和诊断阶段患者交通费、时间，治疗阶段患者和家属交通费、时间、伙食费、床位费、护工费等。也有研究认为筛查和诊断阶段患者的交通和时间花费相比治疗可以忽略不计。

③成本的调整：如果成本是在未来或过去发生的，它们都需要调整到现在的价值。一般包括调整通货膨胀和对未来成本的折现两种情况。调整通货膨胀是指当使用旧的成本数据时，他们会低估医疗保健的成本，除非他们根据通货膨胀进行调整。对未来成本进行折现是指医疗干预，尤其是预防性干预措施，往往会导致未来医疗成本的降低，而这些成本必须以现在的方式计算。

在国内外研究中，美国、德国、印度等大部分研究采用的折现率为 3%；韩国、加拿大、匈牙利等部分研究采用 5% 的折现率；菲律宾规定执行委员会推荐采用 3.5%。整体上看，折现率范围在 3%~5% 比较恰当。

（5）子宫颈癌筛查效用：在"经济学评价类型"部分已经提到，效用既包含对数量的测量，也包含对质量的测量。我们一般用健康调整生命年（健康程度的效用权重＊生命年）来测量效用，而健康调整生命年（HALYs）的一般分类包括质量调整生命年（QALYs）、伤残调整生命年（DALYs）和等效健康生命年（HYE）。在子宫颈癌筛查经济学评价的国内外研究中，大部分研究使用的效用指标是质量调整生命年（QALYs），通过比较不同筛查策略每获得一个质量生命年所花费的成本进行决策和方案选择；也有部分研究使用伤残调整生命年（DALYs）作为效用指标。本研究将效用定义为目标人群开展子宫颈癌筛查所获得的

QALYs。

1）质量调整生命年的定义：在经济学评价中，我们常用的效用测量方法是质量调整生命年（QALYs），它等于健康相关的生命质量权重∗生命年。健康相关的生命质量权重根据个体的健康状态赋予权重，它将完全健康的状态赋值为1，将死亡状态赋值为0。而生命年则表示个体在某个健康状态下生存的时间。如图4-7所示：

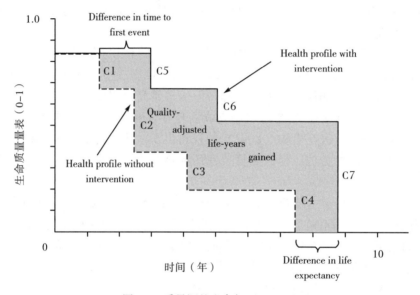

图4-7　质量调整生命年（QALYs）

横轴表示生命年，纵轴表示健康相关的生命质量权重（0-1），质量调整生命年（QALYs）则可以用相应的面积表示：第 i 个患者的 QALYi = ∑第 j 个状态的时间∗第 j 个状态的健康相关质量权重。图中展示了两个个体的质量调整生命年（QALYs）。在图中，两个个体都开始于相同的生命质量权重0.83，在1.5年后，一个人的生命质量权重有C1的下降，之后他的生命质量权重又发生了不同程度的下降（C2，C3，C4），最后在约7.5年后死亡。另一个人在3年后生命质量权重才下降C5，之后他的生命质量权重又发生了不同程度的下降（C6，C7），最后他将在将近9年时进入死亡状态。图中白色部分表示第一个人的质量调整生命年，阴影部分表示两人的质量调整生命年之差。

为了求得质量调整生命年（QALYs），如何测量健康相关的生命质量权重成为一个重要的问题。在卫生经济学评价中，健康相关的生命质量权重的测量方法包括直接法和间接法。直接测量方法包括评定量表法（RS）、时间交易法（TTO）、赌博法（The standard gamble）。间接测量方法是对个体进行量表测量的方法，常用的包括EQ-5D，HUI（The health utilities indes），SF-6D测量法。

2）子宫颈癌各状态的效用权重：在子宫颈癌筛查经济学评价研究中，子宫颈癌各状态的效用权重主要来源于子宫颈癌自然史流行病学文献。由于近年来国内外流行病学研究的迅速发展，对于子宫颈癌各状态效用权重的分类越来越细致，治疗和未治疗、保持原状态和治疗后恢复到该状态的患者在同一种状态下也具有不同的效用权重。

在国外研究中，南非和美国的部分子宫颈癌筛查经济学评价所引用的流行病学数据主要来自于 Sanders GD，Taira AV 的研究，状态对应的效用权重为健康（1），CIN1（0.97），CIN2/3（0.97），FIGO Ⅰ期（0.79），FIGO Ⅱ~Ⅳ期（0.62）；Mandelblatt JS 等在其研究中，将状态对应的效用权重设置为健康（1），CIN1（0.97），CIN2/3（0.93）；LeonardoSimonella 在一项纳入了 20 多篇文献的综述中，对不同子宫颈疾病状态以及相关筛查、诊断和治疗干预的效用值做了总结（未发表），效用权重分别为健康（1），CIN1（0.9965），CIN2/3（0.984），FIGO Ⅰ期（0.76），FIGO Ⅱ~Ⅳ期（0.67）。Azin Nahvijou 等利用经验证的欧洲生活质量 EQ-5D 问卷测量伊朗子宫颈癌病人的效用权重，得出 FIGO Ⅰ期（0.85），FIGO Ⅱ期（0.79），FIGO Ⅲ期（0.18），FIGO Ⅳ期（0.14）。效用权重匈牙利国家卫生调查得到的效用权重为 FIGO Ⅰ~ⅡA 期（0.68），FIGO ⅡB~Ⅲ期（0.56），FIGO Ⅳ期（0.48）。可以看出，在不同地区生活质量效用权重存在一定的差异，但大致上相差不大。

在国内研究中，子宫颈癌各状态的效用权重主要通过引用国外文献所得。国家"十一五"课题"子宫颈癌与食管癌筛查及早诊早治方案评价研究"相关论文主要引用上述 Leonardo Simonella 在研究中得出的效用值，还对治疗和不治疗赋予了不同的效用权重。李国荣、乔友林等人在子宫颈癌筛查经济学评价研究中引用国外文献，将效用权重设置为健康（1），HPV（1），CIN1（1），CIN2（0.876），CIN3（0.806），子宫颈癌（0.693）。

（二）参数的获得

1. 子宫颈癌自然史和 Markov 模型的选择

子宫颈癌自然史模型的健康状态及转移路径：本研究将子宫颈癌的健康状态设置为健康、HPV、CIN1、CIN2/3、FIGO Ⅰ期、FIGO Ⅱ期、FIGO Ⅲ期、FIGO Ⅳ期、死于子宫颈癌、死于其他疾病几个状态。其中，癌前病变是指 CIN1、CIN2/3 状态，子宫颈癌是指 FIGO Ⅰ期、FIGO Ⅱ期、FIGO Ⅲ期、FIGO Ⅳ期状态。状态间的自然转换关系如图 4-8 所示。

如图 4-8 所示，人群基于转移概率从一个健康状态转移到另一个健康状态，这些健康状态反映了从健康到癌症前期，再到癌症的进程。在每个筛查周期内，妇女可能保持原来的状态，可能进展到更严重的疾病状态，也可能消退到之前的状态。但是，所有状态的妇女们都处于可能死于子宫颈癌以外的其他疾病的风险中。

在每个筛查周期内，该模型队列中的健康妇女都可能感染 HPV；感染 HPV 的妇女可以继续保持 HPV 状态、消退到正常状态、进展为 CIN1 状态或 CIN2/3 状态；感染 CIN1 的妇女可以继续保持 CIN1 状态、消退到 HPV 状态或健康状态、进展为 CIN2/3 状态；感染 CIN2/3 的妇女可以继续保持 CIN2/3 状态、消退到 CIN1 状态或 HPV 状态、进展为 FIGO Ⅰ状态。在自然史模型中，一旦进入子宫颈癌状态，其状态将不可消退。在每个筛查周期内，处于 FIGO Ⅰ状态的妇女可以继续保持 FIGO Ⅰ期状态、进展为 FIGO Ⅱ期状态；处于 FIGO Ⅱ期状态的妇女可以继续保持 FIGO Ⅱ期状态、进展为 FIGO Ⅲ期状态；处于 FIGO Ⅲ期状态的

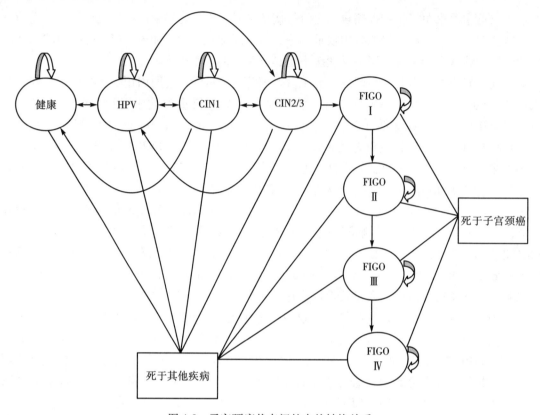

图 4-8　子宫颈癌状态间的自然转换关系

妇女可以继续保持 FIGO Ⅲ 期状态、进展为 FIGO Ⅳ 期状态。所有处于子宫颈癌的 4 个状态中的妇女都处于可能死于子宫颈癌的风险中。

2. 参数的设定

（1）年龄别死亡率：为了使得转换概率动态变化，需要将不同年龄组的死亡概率带入模型。不同年龄组的死亡概率见表 4-2（数据来源于 2015 年北京市健康状况白皮书）。

表 4-2　子宫颈癌死因的年龄别死亡率

年龄组	死亡率
5	0.000820
10	0.001040
15	0.003410
20	0.004790
25	0.004940
30	0.005780

续　表

年龄组	死亡率
35	0.008060
40	0.011820
45	0.017730
50	0.025760
55	0.039680
60	0.061330
65	0.092170
70	0.138380
75	0.205570
80	0.315030
85	0.461110
90	0.615060
95	0.754340
100	0.999000

1）年龄别不同筛查间隔的子宫颈癌发生概率：目前，无法获得北京市年龄别的子宫颈癌发病率，仅能得到 2008 年的北京市年龄别的发病率，利用公式 $P = 1 - \exp(-rt)$，推算出不筛查的人群不同年限的年龄别的子宫颈癌发生概率。其中，P 为子宫颈癌的发生概率，r 为年发病率，t 为第 t 年（表4-3）。

表4-3　北京市不同筛查间隔的子宫颈癌发生概率

年龄别	1 年发病率	2 年发病率	3 年发病率	5 年发病率
35	0.00015	0.00030	0.00045	0.00074
40	0.00019	0.00039	0.00058	0.00097
45	0.00015	0.00031	0.00046	0.00076
50	0.00012	0.00023	0.00035	0.00058
55	0.00010	0.00021	0.00031	0.00052
60	0.00006	0.00012	0.00019	0.00031
65	0.00008	0.00016	0.00024	0.00040
70	0.00008	0.00016	0.00024	0.00041
75	0.00006	0.00012	0.00017	0.00029
80	0.00007	0.00015	0.00022	0.00037
85	0.00008	0.00016	0.00023	0.00039

2）转换概率：通过查阅文献，子宫颈癌不同状态之间的转换概率汇总于表 4-4。

表 4-4　子宫颈癌各 Markov 状态的年转换概率

	正常	HPV	CIN1	CIN2/3	Stage1	Stage2	Stage3	Stage4	死亡
正常	0.895	0.105							
HPV	0.203	0.7104	0.081	0.0056					
CIN1		0.1686	0.687	0.1443					
CIN2/3		0.1969	0.234	0.5311	0.038				
Stage1					0.849	0.148			0.003
Stage2						0.689	0.293		0.018
Stage3							0.434	0.397	0.169
Stage4								0.627	0.373

3）筛查的敏感度和特异度见表 4-5。

表 4-5　筛查的敏感度和特异度

	敏感度/特异度	数值
sen_col	阴道镜敏感度	0.83
spe_col	阴道镜特异度	0.45
sen_pap	巴氏敏感度	0.45
sen_lbc	液基敏感度	0.5
spe_pap	巴氏特异度	0.65
spe_lbc	液基特异度	0.7
sen_hpv	HPV 敏感度	0.75
spe_hpv	HPV 特异度	0.75
sen_low_hpvpap	hpv 联合 pap 低敏感度	0.87
sen_high_hpvpap	hpv 联合 pap 高敏感度	0.92
sen_low_hpvlbc	hpv 联合液基低敏感度	0.92
sen_high_hpvlbc	hpv 联合液基高敏感度	0.97
c_high_hpvlbc		280
spe_low_hpvpap	hpv 联合巴氏低特异度	0.85
spe_high_hpvpap		0.9
spe_low_hpvlbc		0.85
spe_high_hpvlbc	hpv 联合液基高特异度	0.95

（2）成本：成本包括筛查的成本（表4-6）和治疗的成本。治疗的成本进一步再分为不同状态的起始治疗成本（initial cost）和常年发生的成本（表4-7）。

表4-6 筛查的成本

检查阶段	成本（元）
子宫颈细胞学巴氏	35
子宫颈细胞学液基	60
阴道镜	60
组织病理学	160
hpv	130
low_hpvpap	140
high_hpvpap	245

表4-7 治疗成本和年维持成本

期别	治疗方法	开腹手术-住院总费用（元）	腹腔镜手术-住院总费用（元）	阴式手术（元）	放疗（元）
CIN2	LEEP			1190.3	
CIN3	CKC			5600	
	CKC+宫腔镜（约占1/3）			6800	
	筋膜外子宫切除	14000	15600		
	早期癌				
Ⅰ期	广泛子宫切除+盆腔淋巴结清扫	24600	27545		
	筋膜外子宫切除（此术式使用较少）		20000		
Ⅱa期	广泛子宫切除+盆腔淋巴结清扫	29200	26706		
	以下是晚期癌				
Ⅱb期	同步放化疗（按经济型计算）				22000
Ⅲ期	同步放化疗				28056
	放疗-外照射	常规全疗程外照射：1300×9次，+门诊化验费用			12000
Ⅳ期	姑息支持治疗/放疗				25701

（3）效用权重：本研究通过文献调研的方法获得子宫颈癌各状态的效用权重（表4-8）。

表 4-8　子宫颈癌各状态的效用权重

状态	效用权重值	来源
健康	1	Mandelblatt JS 等
HPV 感染	1	李国荣，乔友林
CIN1	0.97	Mandelblatt JS 等
CIN2/3	0.93	Mandelblatt JS 等
FIGO Ⅰ 期	0.76	LeonardoSimonella
FIGO Ⅱ 期	0.67	LeonardoSimonella
FIGO Ⅲ 期	0.67	LeonardoSimonella
FIGO Ⅳ	0.67	LeonardoSimonella

四、研 究 结 果

对 18 种方案的 markov 模拟分析，结果如下（图 4-9）。策略 17、16、15 在效率前沿曲线上。

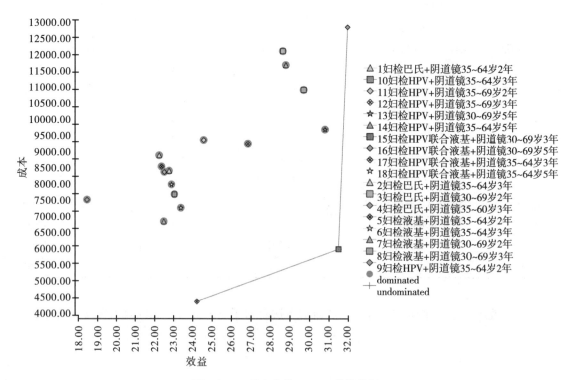

图 4-9　18 种方案的 markov 模拟分析

具体分析的排序结果见表4-9。表的上半部分为排除劣势策略（dominated strategies）的排序结果，即最终结果。如果政府的预算拮据，支付意愿低于219元/QALY，则应选择策略17。如果政府经济收入提高，支付意愿在219~15337元/QALY之间时，则应选择策略15。发达国家一般都有支付意愿的值，但发展中国家则没有，WHO建议采用人均GDP的3倍。北京市的经济水平较高，可以认为其支付意愿大于15337元/QALY，则应选择策略16。

表4-9 成本-效果分析排序表

Strategy	Cost	Incr Cost	Eff	Incr Eff	Incr C/E	NMB	C/E
Excluding dominated							
17 妇检 HPV 联合液基+阴道镜 35~64 岁 3 年	4413.71		24.19			-4413.71	182.44
15 妇检 HPV 联合液基+阴道镜 30~69 岁 3 年	6010.85	1597.14	31.46	7.27	219.81	-6010.85	191.07
16 妇检 HPV 联合液基+阴道镜 30~69 岁 5 年	12779.64	6768.78	31.9	0.44	15337.17	-12779.6	400.62
All							
17 妇检 HPV 联合液基+阴道镜 35~64 岁 3 年	4413.71	0	24.19	0	0	-4413.71	182.44
15 妇检 HPV 联合液基+阴道镜 30~69 岁 3 年	6010.85	1597.14	31.46	7.27	219.81	-6010.85	191.07
14 妇检 HPV+阴道镜 35~64 岁 5 年	6855.52	844.67	22.44	-9.01	-93.71	-6855.52	305.44
18 妇检 HPV 联合液基+阴道镜 35~64 岁 5 年	7267.45	1256.6	23.35	-8.11	-154.99	-7267.45	311.23
4 妇检巴氏+阴道镜 35~60 岁 3 年	7514.83	1503.98	18.43	-13.03	-115.42	-7514.83	407.81
10 妇检 HPV+阴道镜 35~64 岁 3 年	7680.38	1669.53	23.01	-8.45	-197.54	-7680.38	333.83
6 妇检液基+阴道镜 35~64 岁 3 年	7975.96	1965.11	22.85	-8.61	-228.24	-7975.96	349.08
9 妇检 HPV+阴道镜 35~64 岁 2 年	8357.59	2346.74	22.47	-8.99	-261.02	-8357.59	371.98
2 妇检巴氏+阴道镜 35~64 岁 3 年	8393.64	2382.79	22.72	-8.74	-272.68	-8393.64	369.44
5 妇检液基+阴道镜 35~64 岁 2 年	8522.65	2511.8	22.32	-9.14	-274.86	-8522.65	381.84
1 妇检巴氏+阴道镜 35~64 岁 2 年	8869.46	2858.6	22.2	-9.26	-308.82	-8869.46	399.5
12 妇检 HPV+阴道镜 35~69 岁 3 年	9221.91	3211.06	26.81	-4.65	-690.56	-9221.91	344
11 妇检 HPV+阴道镜 35~69 岁 2 年	9331.25	3320.4	24.53	-6.93	-479.46	-9331.25	380.36
13 妇检 HPV+阴道镜 30~69 岁 5 年	9653.65	3642.8	30.75	-0.71	-5110.24	-9653.65	313.99
8 妇检液基+阴道镜 30~69 岁 3 年	10865.29	4854.44	29.65	-1.81	-2689.06	-10865.3	366.42
7 妇检液基+阴道镜 30~69 岁 2 年	11619.82	5608.97	28.73	-2.73	-2053.8	-11619.8	404.49
3 妇检巴氏+阴道镜 30~69 岁 2 年	12044.87	6034.01	28.57	-2.89	-2089.09	-12044.9	421.59
16 妇检 HPV 联合液基+阴道镜 30~69 岁 5 年	12779.64	6768.78	31.9	0.44	15337.17	-12779.6	400.62

为进一步提高检出率，依据卫生经济学评价及专家论证结果，优化"两癌"筛查流程方案，子宫颈癌筛查采用液基细胞学联合 HPV 检查。考虑筛查的经济、可及性，初筛机构仍以一二级医疗机构为主，三级医院按照定向转诊机制作为技术支持及可疑病例确诊机构。将早诊率、癌前病变及两癌检出率等作为考核筛查机构及地区筛查效果的评估指标。

第五章　北京市乳腺癌免费筛查卫生经济学评价

一、研究背景

乳腺癌是女性中最常见的全球性癌症之一，已成为当前社会的重大公共卫生问题。国际癌症协会调查显示，每 8 位西方妇女就有 1 位遭受乳腺癌的威胁。在我国，据国家癌症中心和疾病预防控制局 2012 年公布的 2009 年乳腺癌发病数据显示：全国肿瘤登记地区乳腺癌发病率位居女性恶性肿瘤的第 1 位，女性乳腺癌发病率（粗率）全国合计为 42.55/10 万，城市为 51.91/10 万，农村为 23.12/10 万。我国妇女乳腺癌发病率以每年 3%~4% 的速度递增，每年新发病例 26 万人，高居女性恶性肿瘤发病率之首。

乳腺癌的早期发现、早期治疗是非常重要的。国际抗癌联盟指出，在所有肿瘤中乳腺癌和子宫颈癌是有可能通过筛查而获得治疗效果的癌症。几十年来，世界各国在防治乳腺癌方面，已经积累了一定的经验和证据。按照既定的筛查策略，以各国政府为主导、有组织、有规律的对适龄妇女进行筛查，发现癌前病变或早期癌，进行规范化的早诊早治，是防治乳腺癌的有效手段。

我国的人口基数如此之大，如何使乳腺癌筛查的成本-效用达到最优已成为一个关键问题。乳腺癌筛查策略是筛查技术、目标人群、筛查开始及终止年龄、筛查间隔频率、筛查的组织形式等多种因素的组合。不同国家筛查策略差异较大。总体而言，在现有筛查方法下，发达国家的筛查年龄覆盖范围更广，筛查频率较为密集。但我国作为发展中国家，乳腺癌筛查的策略应兼顾成本。然而，以我国人群为样本的乳腺癌筛查策略尚未见到。所以，本研究将通过 Markov 模型模拟不同的筛查策略所具有的成本-效用，遴选适合我国国情的最优筛查策略。

（一）乳腺癌的发病及治疗情况

1. 疾病概述　乳腺癌是发生在乳腺腺上皮组织的恶性肿瘤，是全球女性中最常见的恶性肿瘤。早期乳腺癌可以没有任何临床表现，仅有影像学检查的异常。如果进一步发展可以出现患侧乳腺无痛、单发的小肿块。随着肿瘤增大，可引起乳房局部隆起或表面皮肤凹陷或橘皮样改变。乳腺癌发展至晚期，可侵入胸筋膜、胸肌，以至癌块固定于胸壁而不易推动。乳腺癌淋巴转移最初多见于腋窝。乳腺癌转移至肺、骨、肝、脑时，可出现相应的症状。

（1）危险因素：乳腺癌的病因尚未完全清楚，现已知它的易感基因有 BRCA-1、BRCA-2，还有 p53、PTEN 等，与这些基因突变相关的乳腺癌称为遗传性乳腺癌，占全部乳腺癌的 5%~10%。研究发现乳腺癌的发病存在一定的规律性，其危险因素包括与长期接触内源性雌激素相关的生殖因素，如月经初潮早（小于 12 岁），绝经迟（晚于 55 岁）；生育史包括未婚，未育，晚育，未哺乳；患乳腺良性疾病未及时诊治；经医院活检证实患有乳腺非典型增生；胸部接受过高剂量放射线的照射；长期服用外源性雌激素；绝经后肥胖；长期过量饮酒；携带与乳腺癌相关的突变基因。

（2）乳腺癌的分期：乳腺癌的疾病阶段是治疗效果及患者预后的重要预测指标。目前乳腺癌有多重分期方法，如美国癌症联合委员会（American Joint Committee on Cancer，AJCC）的乳腺癌 TNM 分期及临床分析。表 5-1 为女性乳腺癌的临床分期及描述。

表 5-1 女性乳腺癌的临床分期

乳腺癌临床分期	原发肿瘤分期	局域淋巴结分期	远处转移分期
DCIS			
Stage Ⅰ	T1	N0	M0
	T0	N1mi	M0
	T1	N1mi	M0
Stage Ⅱ	T0	N1	M0
	T1	N1	M0
	T2	N0	M0
	T2	N1	M0
	T3	N0	M0
Stage Ⅲ	T0	N2	M0
	T1	N2	M0
	T2	N2	M0
	T3	N1	M0
	T3	N2	M0
	T4	N0	M0
	T4	N1	M0
	T4	N2	M0
	Any T	N3	M0
Stage Ⅳ	Any T	Any N	M1

注：T 指原发肿瘤分期，根据肿瘤大小分为 0~4 期，Tis 为原位癌。

N 指区域淋巴结分期，根据有无区域淋巴结转移和转移情况分为 0~3 期。

M 指远处转移分期，根据有无远处转移分为 0~1 期

（3）流行现状：乳腺癌是世界范围内妇女中最常见、最多发的恶性肿瘤之一，严重威胁着妇女的生命和健康。根据近期世界卫生组织（World Health Organization，WHO）的统计数据显示，全世界每年约有 130 万人被诊断为乳腺癌，约有 40 万人死于乳腺癌。有资料显示，乳腺癌总发病数占女性全部恶性肿瘤发病的 22.8%，死亡占总癌死亡的 14.1%。在西方国家中，1978~2007 年加拿大的乳腺癌的发病率逐渐增加由 86.1/10 万增加至 104/10 万，但死亡率由 29.5/10 万降至 22.9/10 万。亚洲国家韩国的发病率由 1996 年的 16.7/10 万上升到 2004 年的 40.5/10 万。通过对亚洲和西方国家乳腺癌发病情况对比发现，亚洲国家乳腺

癌的发病率逐年上升并与死亡率的增加有关，而西方国家虽然发病率增高，但死亡率下降。乳腺癌的发病高峰年龄也不同，亚洲国家为40~50岁之间，而西方国家在60~70岁之间。

据世界卫生组织国际癌症研究中心发布的 GLOBOCAN 2008 年估计，中国女性乳腺癌世界标准人口调整发病率为 21.6/10 万，居女性癌症发病的第 1 位；死亡率为 5.7/10 万，居女性癌症死亡的第 6 位。中国女性乳腺癌的发病高峰在 45~49 岁。据 2003~2007 年的数据我国女性乳腺癌在全国城市地区的发病率和死亡率均高于农村地区，城市地区发病率是农村地区的 3.04 倍，城市地区死亡率是农村地区的 1.92 倍。

1982~2001 年，北京市女性乳腺癌的发病率逐年增高，世界标准人口标化发病率从 18.7/10 万上升至 37.1/10 万，20 年增长了 98.4%，平均每年增长 4.9%，而 2004~2008 年北京市城区女性乳腺癌发病率由 55.43/10 万上升至 70.70/10 万，增长 27.55%，标化发病率年平均增长 6.9%。表明北京市女性乳腺癌确实呈迅速上升的流行趋势。2004~2008 年北京市农村地区女性乳腺癌发病率由 30.60/10 万上升至 44.78/10 万，增长 46.63%，标化发病率年平均增长 8.35%，发病率增速高于同期城区的增速。其中，50~54 岁组发病率最高，为 80.63/10 万，其次是 60~64 岁组，发病率为 80.48/10 万，农村地区女性乳腺癌死亡率由 5.54/10 万上升至 7.49/10 万，增长 35.20%。

（4）治疗和预后：乳腺癌应采用综合治疗的原则，根据肿瘤的生物学行为和病人的身体状况，联合运用多种治疗手段，兼顾局部治疗和全身治疗，以期提高疗效和改善病人的生活质量。目前乳腺癌治疗主要有以下几种方法。

1）化疗：是用特殊的化疗药物杀死癌细胞以治疗疾病。在治疗中，患者普遍有明显的恶心、呕吐等副作用，给患者带来不适感；它是一种全身性治疗手段对原发灶、转移灶和亚临床转移灶均有治疗作用，但是化疗治疗肿瘤在杀伤肿瘤细胞的同时，也可能将正常细胞和免疫（抵抗）细胞一同杀灭，所以化疗是一种"两害相权取其轻"的治疗手段。

2）放射治疗：是使用辐射作为治疗的方式，用于消灭快速分裂和生长的癌细胞，能够摧毁癌组织。

3）手术治疗：手术治疗主要是为了切除癌组织。主要包括保乳手术和乳房切除术。目前，保留乳房治疗已成为西方国家Ⅰ、Ⅱ期乳腺癌的主要治疗方式。我国近年来保乳手术的比例已经逐渐提高，在技术领先的医院能达到 15%~30%，但在中国的普通医院保乳手术的比率仍然较低。乳房切除术的治疗方法则会切除全部或部分乳房组织及一些环绕在周围的健康组织来保护乳房，适应证为 TNM 分期中 0、Ⅰ、Ⅱ期及部分Ⅲ期且无手术禁忌的病人。主要采用的是乳腺癌改良根治术。

4）内分泌治疗：包括晚期乳腺癌的内分泌治疗和辅助内分泌治疗。

5）靶向治疗：也被称为生物性治疗；它使用指向某些特殊的抗癌药物，指向的是某些细胞中发生的、能够导致癌症的变化；如曲妥珠单抗（赫赛汀），可被用于 HER2 阳性的乳腺癌患者。

乳腺癌的治疗可以是局部治疗，也可以是系统地治疗。局部治疗只涉及疾病发生的区域，主要治疗形式是放射治疗和手术治疗；系统性治疗会影响整个身体，而化疗就是其中的一种治疗方式。大部分的患乳腺癌的女性患者都接受了混合治疗；对于Ⅰ、Ⅱ、Ⅲ阶段的女性乳腺癌患者来说，主要目标是治疗癌症并防止其还原（固化）；对于乳腺癌第四阶段的妇女来说，主要的目标则是改善症状，帮助她们活得更久一些；在大多数情况下，乳腺癌第四期不能被治愈。具体如下：

1）乳房肿块和原位癌阶段：乳房肿块切除术加上放射治疗或者乳房切除术是标准的治疗方式；但医生们对怎么样能够最好地治疗原位癌并未达成一致。

2）乳腺癌Ⅰ、Ⅱ阶段：乳房肿瘤切除术加上放射治疗或乳房切除术以及一部分淋巴结切除是标准的治疗方式；激素治疗、化疗和生物性治疗在手术后也可能会被推荐使用。

3）乳腺癌Ⅲ阶段：此阶段的治疗包括手术，可能会伴随化疗、激素治疗以及生物性治疗。

4）乳腺癌Ⅳ阶段：此阶段的治疗可能会包含手术、放射治疗、化疗，又或者是这些治疗手段的混合形式。

在以上治疗后，一部分女性患者将会继续使用一段时间的药物，如他莫昔芬；所有的女性患者都将会在治疗之后继续接受血液检查、乳房 X 线检查或其他检查。接受了乳房切除术的女性还可能会进行乳房重建手术，这个手术可以在乳房切除术进行中或者进行后做。

全新的、改进的治疗会帮助乳腺癌患者活得更久，但即使接受了治疗，乳腺癌仍有可能会扩散到身体的其他部位；有时癌症甚至会在整个肿瘤都已经被切除后又复发且附近的淋巴结并无癌症。乳腺癌治疗的好坏程度取决于很多因素，越是晚期的乳腺癌，其结果越差；其他用于决定复发的风险程度及成功治疗可能性的因素包括：肿瘤的位置及其扩散程度、肿瘤是激素受体阳性或阴性、肿瘤标记物（如 HER2）、基因表达、肿瘤大小及形状，还有细胞分裂的速度和肿瘤增长的速度。考虑了以上因素后，医生才能讨论乳腺癌复发的风险。

乳腺癌手术后 5 年内是复发高危险期，以术后 1~3 年风险最高。乳腺癌一旦出现复发或转移，治疗难度将大大增加，直接威胁病人的生命。乳腺癌复发有多种形式，主要为局部复发、对侧新发和远处转移。通常一侧患乳腺癌后，对侧乳房发生原发性乳腺癌的危险度将增加 3~4 倍。远处转移，是指乳腺癌通过血道等转移到身体远处部位，如肺、骨、肝等脏器或组织。乳腺癌术后复发形式多样，乳癌预后定期检查是关键。乳腺癌的预后同疾病范围（局限还是已有转移）密切相关。除此之外，还与患者年龄、雌激素受体、孕激素受体、HER2 过度表达、病理组织分级、临床分期、治疗方式等因素有关。随着癌症治疗技术的不断进步，病人的预后也在不断改善，但由于很多新的治疗尚无对长期生存期的影响的具体数据，故本文根据现有统计资料及早期乳腺癌患者的实际情况，预测病人的预后[②]：

Ⅰ期：5 年平均生存率为 95% 左右，绝大多数病人都会被治愈。

ⅡA 期：5 年平均生存率为 90% 左右，绝大多数病人都会被治愈。

ⅡB 期：5 年平均生存率为 80% 左右，大多数病人都会被治愈。

ⅢB 和ⅢC 期：5 年平均生存率为 40%~50%，有些病人有可能被治愈。

Ⅳ期：平均生存期为 2 年左右，极少数病人有可能被治愈。

（二）乳腺癌筛查

癌症的早期发现能够大幅提高治疗成功的可能性。癌症的早期治疗包括两项主要内容：

---

② 参考网址：www.adjuvantonline.com.

通过教育促进早期诊断和筛查。认识到癌症的警示性可能征兆并迅速采取行动，这可促成早期诊断。提高医生、护士和其他卫生保健提供者以及大众群体对癌症警示性可能征兆的认识，能够对疾病本身具有重大影响。

筛查指的是对健康人群进行简单检测，从而找出患病但尚未出现症状的个体。这方面的例子包括通过乳房造影筛查乳腺癌和采用包括子宫颈涂片在内的细胞学筛查方法筛查子宫颈癌。20%的非浸润的乳腺癌体积很小临床上难以发现，而且对比直径较大的肿瘤，直径小于1cm的浸润癌发生淋巴结转移和远处转移的可能性也很小，这些非浸润的或者浸润的小的肿瘤通常被归为疾病的早期。通过筛查能发现体积较小的肿瘤而且能发现早期的、浸润程度低或没有浸润的肿瘤，对比有症状而就诊者，乳腺癌筛查发现的患者原位癌、无淋巴结转移的比例更多，因此乳腺癌筛查能降低乳腺癌的死亡率。在西方国家通过乳腺癌的筛查使年龄在50岁以上女性乳腺癌的死亡率降低45%。

根据现有证据，在资源可广泛覆盖全体人口的国家，大规模人口筛查的宣传仅针对采用乳房造影和细胞学筛查的乳腺癌和子宫颈癌。多项进行中的调查正在评估能够在资源匮乏环境下实施和维持筛查的低成本方式。

1. 主要筛查方法　乳腺癌筛查主要包括：接受检查的妇女均进行乳腺视诊和触诊，可疑和高危人群进行乳腺彩超检查，彩超检查可疑或阳性者，进行钼靶 X 线检查。筛查和早期诊断主要程序如下：

（1）临床乳腺检查：能够发现大部分可由钼靶检出的乳腺癌，在年轻女性中甚至能发现一些钼靶也不能检出的病灶。但不能发现微小肿瘤，灵敏度低，假阴性率高。

（2）乳腺钼靶筛查：是已证实有效的唯一筛查方法。乳腺癌筛查必须包括乳腺 X 线检查。当筛查覆盖率超过 70% 时，可使高收入国家中 50 岁以上妇女的乳腺癌死亡率下降20%~30%（国际癌症研究机构，2008 年）。乳腺钼靶筛查是很复杂和资源密集性的，在低资源环境中未对其有效性进行过研究。但是，亚洲女性乳腺相比西方女性体积小而质地致密，大大影响了钼靶的灵敏度。因此，钼靶是否适合在亚洲女性中推广仍存很大争议。

（3）乳腺超声检查：是一种经济便捷、无放射性损伤的影像诊断手段。超声高频探头在筛查致密型乳腺方面具有优势。《2012 年 NCCN 乳腺癌筛查与诊断临床实践指南》中关于超声应用的建议：年龄<30 岁，乳腺肿块、腺体非对称性增厚或结节感，超声可作为首选；年龄≥30 岁，乳腺肿块且 X 线检查 BI-RADS1-3 级者推荐应用；年龄≥30 岁，腺体非对称性增厚或结节感，超声可作为 X 线检查的辅助方法。在出现与乳腺严重疾病相关的皮肤改变（年龄不限）、不伴肿块的乳头自发溢液、乳腺 X 线检查 BI-RADS 0 级的女性应考虑应用乳腺超声。同时，还可以考虑应用乳腺超声融合技术，乳腺超声弹性成像及乳腺超声造影来进一步对特殊类型肿瘤进行诊断。

（4）乳腺 MRI：应用磁场和无线电波进行详细的人体切面显像的一种影像技术。MRI不应用 X 射线，因此它不会涉及放射性暴露。乳腺 MRI 并不是对所有妇女进行常规筛查的推荐方法。然而，对于有乳腺癌患病高危风险的妇女，如有明显的家族史和（或）有BRCA1 或 BRCA2 基因突变的妇女，则推荐使用 MRI 进行筛查。

（5）穿刺活检：在乳腺癌诊断中的应用越来越广泛，穿刺活检具有一定的优势，如耗时少、花费低、创伤小以及并发症少。对于部分良性病变患者，可以避免手术之苦。对于多发病变患者，可提示多灶癌和多中心癌。乳腺肿块针吸细胞学检查与病理诊断有较高的符合率，阳性符合率达 70%~90%，假阴性率 2%~20%。但细针穿刺活检的缺点是取材标本量不足，因而不能充分显示病变的组织结构，很难将乳腺癌细致、明确地分型，造成假阴性率较高。B 超引导下的空芯针活检，取出的标本形状为条状，直径粗细取决于空芯针的内径，长度一般为 2cm。空芯针穿刺和细针相比，取出的腺体组织较多，能行病理学检查，准确性相对更高。切除活检是获取病变组织的传统方式，虽有诊断与治疗的双重功效，但也存在不足。在明确病变性质为良性病变时，病变的切除很多是不必要的过度治疗；临界病变时，切除不能够降低乳腺癌的发病风险，而恶性病变活检切除不能够完成手术治疗，而且会使患者失去接受新辅助治疗机会，给保留乳房治疗带来不便，影响前哨淋巴结活检可靠性。前哨淋巴结活检开始在城市地区实行，但前哨淋巴结活检率小于 5%。

2. 国际乳腺癌筛查机制　西方国家女性乳腺癌发病高峰年龄较高，多在绝经后乳腺腺体已萎缩，代之以脂肪，癌变极易被 X 线诊断，因此西方国家筛查使用的方法大多数为乳腺 X 线检查。西方国家包括瑞典、加拿大和美国采用临床检查、乳腺 X 检查和细针穿刺作为常规的筛查方法，但不推荐自我检查的方法。而在亚洲，像中国台湾、日本和韩国则采用临床检查、乳腺 X 检查的方法并推荐自我检查。我国发病年龄高峰在 45 岁，此时乳腺大部是腺体，癌变不易被 X 线发现。因此乳腺癌的诊断应采用多种方法联合诊断以早期发现乳腺癌。

英国的国民保健计划开始于 1988 年，20 世纪 90 年代中期实现全国覆盖。最初是对 50 岁及以上的所有妇女每 3 年提供一次免费乳房检查，从 2010 年开始，妇女乳腺癌筛查的年龄范围扩大为 47~73 岁。英国的筛查方案称为福雷斯特报告，在同类型方案中世界第一，由国家协调，并进行质量监督，保证达到国家要求的标准。英国的国民保健子宫颈普查计划，是一个免费的子宫颈癌筛查，筛查对象为 25~64 岁的所有妇女，每 3 至 5 年一次。筛查后的妇女保持随访。

美国也有类似英国的两癌预防项目，并有专门的质量监督部门负责质量保证。美国癌症协会推荐应在首次性生活后约 3 年开始进行子宫颈癌筛查。直到 30 岁，女性应每年接受 1 次普通子宫颈细胞学检查或每 2 年接受 1 次液基细胞学检查。30 岁后，有 3 次连续的质量满意的 Pap 检查为正常或阴性的女性应每隔 2~3 年进行 1 次普通或液基细胞学检查，或者每隔 3 年进行 1 次 HPV-DNA 和普通细胞学或液基细胞学的联合检测。

从 2004 年起，法国卫生部门和国家癌症研究所发起全国运动，所有 50~74 岁的法国女性每隔两年免费进行一次全面乳腺癌筛查，检查者可以自己电话预约，参加筛查时，医生还会提供很多饮食、运动、自检方面的有益建议。此外，前列腺癌、大肠癌、子宫颈癌等凡是筛查效果明确的癌症，法国都进行了全国筛查运动，提醒人们参加，极大提高了早诊率。

英国 1979 年开始了一项大规模、多中心、以全人口为基础的乳腺癌筛查研究，并于 1987 年将乳腺癌筛查纳入英国国家医疗服务系统。20 世纪 90 年代中期实现全国覆盖，建议 50 岁以上的女性每 3 年使用乳腺 X 线进行筛查。据统计 1990~1998 年参加筛查的 55~69 岁乳腺癌患者的死亡率下降了 1/3。到 2010 年每年有 125 万人参加筛查。从 2010 年开始，乳腺癌筛查的年龄范围扩大为 47~73 岁。英国的乳腺癌筛查由国家协调，并进行质量监督和评估，于 2001 年和 2005 年发布了两份评估指南，对一些技术进行评估，并提出建议，如许多单位已经用自动化核心活检取代细针穿刺细胞学作为非手术诊断的首选方法。

美国、澳大利亚等国家已将乳腺癌筛查作为一项国民政策并持续开展。多项研究证实，作为二级预防的一个重要措施，乳腺癌普查能够降低乳腺癌死亡率和提高生存率，所有国际组织如：世界卫生组织（WHO）、国际抗癌联盟（UICC）、美国癌症协会（ACS）等的评价结果都认为乳腺癌筛查计划是有效的并值得各个国家推行。西方国家进行过多项应用乳腺X线摄影检查的乳腺癌筛查随机对照试验，其目标人群的年龄范围为40~74岁，Meta分析发现，对于50岁及以上妇女，乳腺癌筛查可以降低死亡率。

与欧美国家不同的是，亚洲国家较欧美国家的乳腺癌发病率低，但增长速度较快。亚洲女性乳腺癌发病高峰前移10年左右，且乳腺生理结构明显不同。在多数亚洲国家，还没有开展基于人群的大规模乳腺癌筛查项目。2000年，日本依照健康福利部有关法规开展了联合应用临床乳腺检查（clinical breast examination，CBE）和钼靶X线（Mammography，MAM）的人群乳腺癌筛查，取得了较好的效果。

新加坡是亚洲乳腺癌发病率最高的国家，也是亚洲第一个开展乳腺癌筛查的国家。1993~1996年开始试点，从2002年开始全民基础的乳腺癌筛查，使用乳腺钼靶筛查的方法，目标人群年龄在50~65岁之间，两年一次，通过筛查发现的大多数乳腺癌患者是早期患者，70%是原位癌或38.8%是I期患者。新加坡的目标是通过筛查到2010年乳腺癌的死亡率降低10%。各国家及地区乳腺癌筛查策略及发病死亡情况见表5-2。

表 5-2　各国家及地区乳腺癌筛查策略及发病死亡情况①

国家和地区	筛查年龄	筛查间隔	筛查方法	覆盖率	发病率 ASR（W）	死亡率 ASR（W）
加拿大	40~49 岁	无需参加				
	50~74 岁	2~3 年	MAM			
美国	20 岁以下	1 年	乳房自检	67.1%	—	22.1%
	20~39 岁	3 年	CBE			
	40 岁以上	1 年	MAM+CBE			
英国	45~74 岁	3 年	MAM	73.3%	15%	7%
荷兰	50~75 岁	2 年	MAM	>80%	—	—
澳大利亚	50~74 岁	2 年	MAM	—	85.5%	15.4%
日本	40 岁以上	2 年	MAM+CBE	17.6%	32.7%	8.3%
新加坡	40~49 岁	1 年	MAM	75%	62/1000 人	18%
	50~64 岁	2 年	MAM		年	
韩国	40 以上	2 年	MAM	71.0%	14.3%	7.5%
中国香港	40 岁以上	不确定	MAM	—	12.7%	4.2%
中国台湾	45~69 岁	不确定	MAM	26.4%	70.63%	11.45%
中国北京	35~64 岁	2 年	CBE+B 超+MAM	—	70.70/10 万	15.01/10 万

① 来源：https://apps.who.int/infobase/Mortality.aspx.

3. 我国乳腺癌筛查机制 自 2008 年起，我国卫生部启动了覆盖全国的乳腺癌早防早治筛查项目，疾病控制局在全国 30 个省（市）53 个县（区）选择项目点，为 35~69 岁的适龄妇女展开乳腺癌筛查工作，目的是为了提高女性对乳腺癌的重视和预防保健意识，从而降低乳腺癌发病率。我国从 2009 年开始在全国范围内广泛开展农村妇女"两癌"筛查，筛查周期为 3 年，筛查对象为全国 35~59 岁农村妇女，对接受检查的妇女均进行乳腺的视诊、触诊；对乳腺临床检查可疑者和高危人群进行乳腺彩超检查；对乳腺彩超检查可疑或异常者，进行钼靶 X 线检查。12 年开始筛查年龄延长至 64 岁，筛查方法首先对接受检查的妇女乳腺视诊、触诊和乳腺彩色 B 超检查，对乳腺彩色 B 超检查可疑或异常者进行乳腺 X 射线摄影检查。从 2009~2011 年对 146 万农村妇女进行了乳腺癌的筛查，阳性检出率 48.0/10 万，早诊率 69.7%。

4. 北京市适龄妇女乳腺癌免费筛查 北京市于 2008 年在全国率先开展两癌免费筛查项目，通过相对简单的筛查方法对适龄妇女进行乳腺癌筛查，目的是为了解决严重危害妇女健康的主要疾患，达到乳腺癌、子宫颈癌的早期发现、早期治疗、早期康复的目标，提高生存率和生活质量。该筛查项目针对 40~60 岁适龄妇女，参加乳腺癌筛查人数为 568000 人，全市 40~60 岁适龄妇女共 212 万人，筛查妇女占适龄妇女总数的比例为 26.74%，该筛查项目于 2009 年在全市逐渐推开，2013 年 1~12 月共筛查了 366748 例，共检出了癌前病变及乳腺癌 204 例，检出率 55.62/10 万，其中早期癌 63 例。

在项目实施中，市、区县两级卫生行政部门通力合作，采取有力措施，克服了妇女居住分散、流动性大、结构复杂等具体困难，按时完成预定目标，取得良好社会反响，但也暴露出需要进一步探讨解决的问题。为贯彻落实《北京市 2010~2011 年深化医药卫生体制改革实施方案》，提高北京市妇女子宫颈癌和乳腺癌的早诊早治率，降低死亡率，提高广大妇女健康水平，在卫生部和全国妇联农村妇女"两癌"筛查项目和北京市 2008~2009 年度为户籍适龄妇女提供子宫颈癌、乳腺癌免费筛查工作基础上，市卫生局、财政局、妇联决定自 2011 年开始在全市开展户籍适龄妇女自愿免费"两癌"筛查工作。北京市乳腺癌的筛查对象是北京户籍适龄妇女，筛查年龄为 35~59 岁，2013 年年龄延长至 64 岁，筛查间隔为两年。所有筛查妇女进行乳腺的视诊、触诊和彩超检查。乳腺癌高危人群及乳腺临床、乳腺超声筛查出可疑病例（约占 30%），进行乳腺 X 射线摄影检查。

大量研究和实践表明，这三种方法各有优缺点。乳腺临床检查方便、廉价且无创，但容易出现漏诊或误诊情况，需要进一步的定期检查，也就是乳腺彩超检查和乳腺 X 线摄影检查。乳腺彩超对致密性、腺体组织较多的乳房检测效果较好，适合于年轻致密乳腺的检查，但不能显示乳腺病灶中的微小钙化，对 1cm 以下的乳腺癌不易做出明确诊断，该技术缺乏统一的规范和技术标准，对操作者个体能力依赖性强。乳腺 X 线摄影检查容易发现门诊阴性者的钙化病变，即可查出漏诊；该方法对乳腺原位癌的微小钙化病灶敏感性最高，对大乳房和脂肪型乳房的诊断率高达 95% 以上，但缺点是难以显示致密腺体内的病灶，对致密型乳腺及紧贴胸壁的癌灶容易漏诊。因此，这些方法各有优势和不足，在一定程度上能够互补，在筛查方案中应将其结合，扬长避短，提高乳腺癌的检出率。

北京市适龄妇女乳腺癌的筛查流程见图 5-1。

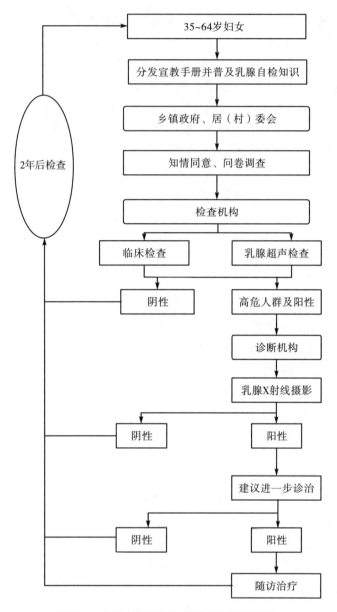

图 5-1　北京市适龄妇女乳腺癌的筛查流程

二、经济学评价

　　政府作为公共卫生服务的购买者，面对各种各样的公共服务项目及方案，存在信息不对称情况，尤其是在医疗卫生这样专业化很强的领域。虽然政府在这场交易中处于购买方垄断的优势地位，然而它往往无法获得足够的有效信息，而进行盲目的购买。政府这样的行为无疑将造成稀缺资源的巨大浪费。近些年来在各个医疗系统中，政府越来越多的使用经济学评价来作为是否购买某项卫生服务的重要依据，甚至越来越多的政府将成本-效果分析用于卫生服务购买的价格谈判。这种方法首先在澳大利亚、加拿大及美国的部分组织实行，用来进行新药的资助决策及政府购买公共卫生服务的依据。许多国家的卫生系统要求医疗科技公司在申请资金支持的同时提交相关的成本-效果评价的证据。在英国国家卫生与临床研究所（the national institution for health and clinical excellence，NICE）使用经济学评价进行医疗科技评估（technology assessment）的范围更加广泛，包括了医疗仪器、诊断技术、外科手术及药品。NICE 设定了一个具体阈值（threshold），当一项医疗技术为患者增加一个质量调整生命年（QALY）所需要的平均成本低于这个阈值的时候，政府才会考虑购买该技术，相反的其平均成本高于这个阈值时，政府则不会购买该技术。

国外的实践证明，卫生服务项目的经济学分析为政府的公共服务采购提供了有力依据。然而在我国卫生领域规范的经济学评价很少，在乳腺癌防治领域中几乎是空白的。通过查阅国内有关乳腺癌干预项目的经济学评价相关文献发现，此领域的文献较少。在仅有的文献中，大部分学者对项目的评价仍处于较原始的水平，部分仅处于探讨和综述阶段，部分所采用的评价方法无法达到评价的目的，如分别估计项目的成本，答卷正确率的变化或是行为的变化，并没有将效果与成本结合起来进行分析。也有学者虽然做了所谓的成本-效果分析或者成本效用分析，但是评价的结果呈现只是增量成本-效果比（ICER）的值，并没有进行区间估计，并且缺少模型在各个层面的模拟。

（一）经济学评价模型

经济学评价（economic evaluation）是通过同时比较两种或多种行动方案的成本及结果，进而判断出更具有成本效果的方案的方法。经济学评价具有两个最基本的特征，首先经济学评价需要对投入和产出进行分析，而不能只比较投入或是只比较产出；第二，它需要对不同的方案或项目进行比较。经济学评价主要包括成本-效果分析、成本-效用分析和成本效益分析三种。

1. 成本-效果分析　成本-效果分析（cost-effectiveness analysis，CEA）是在医疗领域中较为常用的一种评价方法。然而它的局限性在于 CEA 的效果变量往往是一个自然单位。例如当我们在评估同一疾病的不同筛查方案时，选择"检出例数"为结果变量时是适用的，但是在其他情况下，如不同疾病的筛查项目之间的比较时，我们无法直接说明花费一万元钱筛查出 1 例子宫颈癌与筛查出 10 例甲亢，哪种更划算。也就是说，CEA 无法对效果变量不一致的多个项目进行比较评价，在实际应用中给决策者提供的信息极为有限。

为了能够使 CEA 的应用更广泛，相比较来说，"获得生命年"也许是一个更好的选择，决策者可以根据相同的投入所获得的不同的生命年来进行预算规划，这种评价方法也叫做成本-结果分析（cost-consequences analysis）。当然这种方法也存在着它的不足，越来越多的学者认识到这种方法只考虑到了患者因为某种治疗措施而延长的生命时间，但是忽略了治疗也能够影响患者的生活质量这一问题。如在治疗感冒过程中，患者虽然生存时间可能没有得到延长，但是头痛、鼻塞等不适症状将有所减轻，这也是治疗的一个正向结果；然而在治疗癌症时，化疗给患者带来的恶心、脱发等副作用可能会大大地降低其生活质量。总而言之，CEA 无法比较一系列广泛的干预措施之间的优劣，决策者通过 CEA 无从得知投资一个项目所产生的机会成本究竟是多少，CEA 也无法应对干预措施产生多种效果的局面。

2. 成本-效用分析　为了克服所有上述问题，成本-效用分析（cost-utility analysis，CUA）在卫生经济学评价领域中逐渐流行起来。而这一评价方法与上述方法的不同之处就在于它所采用的效果变量同时考虑到了治疗给患者的生存时间及生活质量带来的变化，并且这样的效果变量能够用来综合比较不同种类的干预措施所带来的各种结果。CUA 最初被命名为一般化的成本-效果分析（generalized cost-effectiveness analysis），原因是它的出现只是为了解决 CEA 的局限性。之后它又被叫作效用最大化（utility maximization），而成本-效用分析这个名字最初使用是在 1981 年，并一直沿用至今。现在部分学者由于 CEA 和 CUA 的相似性，往往不刻意区分二者。在 CUA 中的结果变量是所谓的效用（utility），这可以被广泛地定义为偏好的同义词。在医疗领域中给我们的启示就是患者对由于治疗而延长的生命的偏好会因不同的生活质量而有所不同，也就是我们在评估结果的时候，也需要评估干预措施给患者的生活质量带来的影响。现在较为流行的生活质量量表有以下三类：专项测量（specific measures）；一般健康档案（general health profiles）；偏好测量（preference-based measures）。CUA 中常采用偏好测量，如质量调整生命年（Quality adjusted life-years，QALYs）或伤残调整生命年（Disability adjusted life-years，DALYs）。为了能够准确全面的评估北京示范区 HIV 感染者综合管理项目对 HIV 感染者生活质量及期望寿命的影响，本研究将采用成本-效用分析方法。

3. 成本-效益分析　成本-效益分析（cost-benefit analysis，CBA）通过比较各种备选方案的全部预期效益和全部预计成本的现值来评价备选方案。CBA 的效果变量是通过支付意愿（willingness-to-pay）将效果变量转化为货币值。与其他经济学评价方法不同，CBA 的分子和分母用货币值表示，因此其可以对各种不同项目进行经济学评价。CBA 的应用领域非常广泛，但是当其运用于卫生领域是就遇到了一个障碍，即我们很难给人的健康赋予货币价值，尤其是衡量处于不同社会阶层的人，不同发展水平国家的人的健康的价值。这种做法不仅可操作性不大，并且在其伦理方面也颇具争议。表 5-3 是以上三种经济学评价方法的粗略比较。

表 5-3　经济学评价方法比较

评价方法	成本测量单位	结果测量单位	成本-结果比较	不同类型项目的比较
CEA	货币	自然单位	获得单位结果的成本	不适用
CUA	货币	效用价值	获得单位 QALY 的成本	适用
CBA	货币	货币	净成本	适用

（二）效用的测量

传统的 CUA 用质量调整生命年（quality-adjusted life years）作为其效果变量，CUA 报告的结果就是每获得一个单位的 QALY 所需要的成本是多少。

QALY 不仅能够衡量一种治疗或是干预给患者带来的存活时间的变化，也反映了患者日后的生活质量的变化。图 5-2 展示的是一位患者参加干预项目所增加的 QALY。纵坐标为患者某个时刻的健康状况，从非常健康（perfect）（取值为 1）到死亡（取值为 0）——有的衡量生活质量的模型也考虑生活质量低于死亡状态的情况。横坐标为时间，当曲线与横坐标相接，那个节点则为患者的死亡时间。从上图中可以看出，干预项目不仅是患者的存活时间得到了延长（从 Death 1 到 Death 2），也是患者的生命治疗得到了提高。图中的阴影部分就是干预项目给患者带来的 QALY 的变化。但是 QALY 可能无法真正反映社会关于拯救不同生命的价值判断。以 HIV 母婴阻断为例，以 QALY 为分母的 CUA 得出的结论可能是，挽救婴儿比产妇的生命更有价值，因为婴儿有更长的健康生命年，然而社会可能认为母亲生命的价值更大。

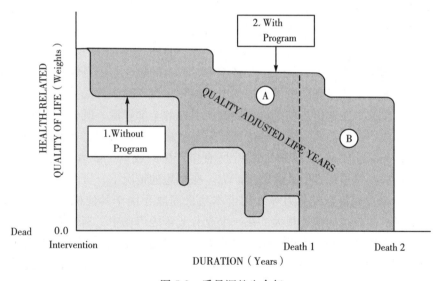

图 5-2 质量调整生命年

计算 QALY 时用来调整生命年的权重可以通过测量研究对象的偏好或直接用 EQ5D 问卷进行测量。

1. 偏好 标准博弈（standard gamble）：是直接建立在成本-效用分析原理基础上的测量方法。它将患者对某一事件发生的概率及该事件发生后的健康指数相乘，通过比较不同事件这个乘积的大小来做出决定。由于标准博弈的这个方法特性，它更常用于决策分析。但是用这种方法对患者进行测量需要评估者和患者进行一对一面对面的访谈，这将是一个非常繁琐的过程。

时间权衡（time trade-off，TTO）：是一种专用于医疗领域的偏好测量方法。如在评估慢病患者的偏好时，假定慢病是无法康复的，其结局就是死亡。如果患者愿意用 n 年的慢病状态来换取 1 年的健康状态，我们就可以说当健康状态的生活质量为 1 时，慢病状态的生活质量就仅为 1/n。

2. EQ-5D EQ-5D 是由西欧的一个研究组织 euroqol group 最初开发出来的量表。它包含了患者的 5 个属性：可移动性、自理能力、一般活动、疼痛/不适、焦虑/抑郁。其中每个属性都有三个水平，即没有问题、有一些问题和主要问题。它的得分公式的基础，是在英国对约 3000 位成人随机样本采用 TTO 方法进行测量所得出的结果。EQ-5D 的得分在 0 和 1 之间。

（三）成本的测量

无论我们采用哪种经济学评价方法，都需要对成本进行估计。由于视角不同，成本也具有不同的含义。如会计成本（accounting cost）是指实际支出以及资本设备的折旧费。而经济学成本（economic cost）是指工厂生产所使用的资源的成本，包括机会成本。沉没成本（sunk cost）是指已经支出而无法挽回的成本。与机会成本不同，沉没成本很明显的存在，但是我们在进行经济学决策时候需要忽略沉没成本。固定成本（fixed cost，FC）是指不随产量变化而变化的成本，如果想减少固定成本只能退出行业。可变成本（variable cost，VC）是指随产量变化而变化的成本。总成本（total cost，TC）是指生产所需的经济学成本的总和，包括固定成本及可变成本。在卫生经济学中，成本的概念与经济学中一样，即为了达到某一种特定目的而耗用或放弃的资源。根据成本的发生与产品生产的关系，可分为直接成本和间接成本。直接成本在这里指的是治疗措施所消耗的全部资源，既包括直接医疗成本，也包括直接非医疗成本。直接医疗成本是指医疗服务直接产生的成本，如诊断、药物治疗、住院治疗等。直接非医疗成本是指疾病或治疗所直接产生的成本，如运输成本、照顾服务等。间接成本是指疾病及过早死亡所丢失的生产力。在理想的情况下，资源消耗的成本应为机会成本，即一种资源（如资金或劳力等）用于本项目而放弃用于其他机会时，所可能损失的利益。但是衡量机会成本的难度很大，在一个充分竞争的市场中，消耗资源成本也可以用市场价格代替。生产力损失的成本可以用人力资源方法来进行量化，如患者对应期间的收入。在计算生产力损失的成本时，必须根据具体问题同时考虑患者群体的性别、年龄及社会组成。

（四）贴现率

贴现率是现代经济学中的一个极重要的基本概念。贴现率原本只用于金融业，是指将未来支付改变为现值所使用的利率，或指持票人以没有到期的票据向银行要求兑现，银行将利息先行扣除所使用的利率。由于在现实生活中，未来的收益或损失对个人的影响不如近期同等数量的收益或损失重要，举例来说我们更希望现在得要 1 万元钱而不是 20 年后得到 1 万元钱，所以贴现率为正值，说明未来 1 块钱不论是损失还是收益，没有现在的 1 块钱重要；而且时间隔得越长，未来的价值越低。所以，在经济学评价过程中，我们需要将未来不同时

间所获得的效用及支付的成本进行贴现，转换成为净现值（net present value，NPV）。标准的贴现公式为

$$V_0 = \frac{V_t}{(1+r)^t}$$

其中 V_0 为净现值，V_t 是时间为 t 时的值，r 是贴现率。

在改革以前，投资评价不用贴现率，这相当于将贴现率假定为零，把将来的收益当做和今天的收益一样，因而造成资金的严重浪费。后来，社会学家将经济贴现率移植到社会学，提出了社会贴现率的概念。社会贴现率越高，说明不仅未来的钱在今天看来价值越小，而且将来社会上或个人发生的一切事件今天看来都越不重要。

医疗领域研究中干预措施的干预时间往往会在 1 年以上，当进行经济学评价时，干预措施对患者所产生的健康影响的时间可能会更长，甚至是终生，所以对研究中的成本及健康进行贴现时非常必要的。在健康相关的经济学评价中的成本贴现一般被认为是毫无争议的，但是学界对于健康收益的贴现仍存在不一致的看法。并且成本和收益的贴现率应该采用何值，是否应该采用相同的贴现率都存在着一定的争议。David H. Smith 在一篇关于贴现率的文献综述中发现，在回顾的 147 篇文献中，35% 的文献的健康贴现率为 0%，47% 的文献的健康贴现率为 5%，10% 的文献的健康贴现率为 3%，90% 的文献在计算健康和成本时使用相同的贴现率，我们发现综述有提及的 147 篇文献中，有 28% 的文献在计算健康和成本时使用的贴现率为 0%，这将会使评价中的未来成本及健康的损益受到扭曲，甚至可能会颠覆整个经济学评价的结果。

（五）经济学评价结果的呈现

1. 增量成本-效果比（ICER） 传统的经济学评价用增量成本-效果比（incremental cost-effectiveness ratio，ICER）呈现结果，ICER 是指单位效用的变化所引起的成本的变化，计算公式为

$$ICER = \frac{\overline{C_t} - \overline{C_c}}{\overline{E_t} - \overline{E_c}} = \frac{\Delta C}{\Delta E}$$

其中 $\overline{C_t}$ 和 $\overline{C_c}$ 是实验组和对照组的平均成本，$\overline{E_t}$ 和 $\overline{E_c}$ 是实验组和对照组的平均效果。传统的处理这种抽样变异所引起的不确定性的方法就是估计 ICER 的可信区间（confidence interval，CI），然后将这个区间与愿意为额外增加的健康所支付的最大金额（ceiling cost-effectiveness ratio，Rc）作比较，如果一个项目的 ICER 小于 Rc，那么说明这个项目就是具有成本效果的，是经济的，这个项目是应该得到资助的。相反地，如果 ICER 大于 Rc，就意味着这些资源应该投资到更有价值的项目中去。

2. 成本-效果可接受性曲线 由于 ICER 的以上种种问题，为了能够更好地评价某种项目或者治疗措施，国外学者更倾向于使用 NICE 推荐的成本-效果可接受性曲线（cost-effec-

tiveness acceptability curve，CEAC）来展示经济学评价的结果。

如图 5-3 所示，横坐标为效果的变化，纵坐标为增加的成本，红色散点为样本的分布，蓝色虚线所圈起来的部分占全体样本的95%。其中黑色线的斜率（假设斜率为λ）则代表了政府（或其他机构）为了获得单位效果所愿意支付的最大成本。那么我们可以看出在黑色线右侧的样本是政府愿意支付的，我们感兴趣的是在所有样本中，能够获得政府支持的比例是多少，即位置在黑色线右侧的点占总体的比例是多少。

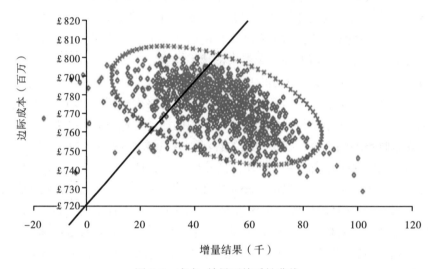

图 5-3　成本-效果可接受性曲线

图 5-4 所显示的就是 CEAC，横坐标为获得单位效果所愿意支付的金额，纵坐标为样本

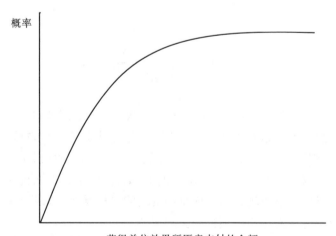

获得单位效果所愿意支付的金额

图 5-4　成本-效果可接受性曲线

落在斜率为 λ 的斜线右侧的概率。这条曲线更加直观的呈现出了经济学评价的最终结果，它所呈献给读者的信息也更加全面。

（六）Markov 决策模型

Markov 是彼得堡数学学派的代表人物。他的最重要的工作是在 1906～1912 年提出了一种能用数学分析方法模拟自然过程的一般图式——Markov 链（Markov chain）。同时开创了对一种无后效性的随机过程——Markov 过程的研究。Markov 经多次观察试验发现，一个系统的状态转换过程中第 n 次转换获得的状态常决定于第（n-1）次试验的结果。Markov 进行深入研究后指出：对于一个系统，由一个状态转至另一个状态的转换过程中，存在着转移概率，并且这种转移概率可以依据其紧接的前一种状态推算出来，与该系统的原始状态和此次转移前的 Markov 过程无关。随着后人的不断研究，尤其是计算机的发展和普及，Markov 的理论在各个领域得以应用，Markov 决策模型就是其中之一。Markov 决策模型在卫生领域的应用始于 20 世纪 80 年代，用于模拟慢性病的发展过程。90 年代后逐渐应用于决策分析和药物经济学评价中。Markov 决策模型是基于 Markov 过程理论的随机动态系统的决策过程。

在经济学评价中，Markov 模型可以以既简单又直观的方法同时估计医疗措施的成本和结果。其弥补了决策树模型的不足，它能够用来分析可重复的事件，适用于持续时间很长的事件。一段时间以来，经济学评价中的 Markov 模型主要是通过经典统计学方法进行分析，但最近几年，该模型被证明更适合从贝叶斯的角度进行分析，使用 Markov chain monte carlo（MCMC）模拟估计放入模型的相关参数及评价模型本身。MCMC 是将研究问题的结果设为模型的参数，然后通过模拟多次随机抽样实验统计得出某事件的发生概率。这样做的一个主要优势就是它使我们能够运用从多方面获得的数据，无论是随机临床试验、观察性研究还是专家观点。Markov 决策模型的建模一般包括以下四步：相关文献的系统综述及 meta 分析；估计模型各参数（包括效果，转换概率和成本等）；模型的敏感性分析；评估建立的模型。

1. Markov 状态　Markov 模型是典型的离散事件模型，即时间被分为多个离散增量，这个时间离散增量就是 Markov 循环。在每个循环结束的时候，病人可能从一种状态转换为另一种状态，也可能维持不变。所以在建立 Markov 模型过程中，我们所需要解决的第一个问题就是将疾病发展过程人为的定义为不同的阶段。我们定义的疾病阶段应该与疾病进程的临床特征或经济特征的转变具有较高的相关性。Markov 模型中假设每个疾病过程应该具有有限数量的阶段，并且每个人都只能处于其中的一个阶段，而不能同时处于多个阶段，符合上述假设的阶段就是 Markov 状态。并且每个个体在每个 Markov 循环只可能有一种转换。

2. 转换概率　前三个状态的患者在一个周期内会有不同比例的人群转换到另外一种 Markov 状态（死亡除外）。个人的健康从一种状态变为另一种状态的概率被称为转换概率（transition probability）。

假设某种疾病的发展过程中具有上述四个 Markov 状态，那么转换概率将形成一个 4×4 的矩阵（表 5-4）。当然矩阵中某些转换概率应取之为 0，比如死亡的人群无法转换为其他状态，所以 P_{CA} 及 P_{CB} 应取值为零，死亡也被称为"吸收"状态。当有些疾病的发展进程是不可逆的，所以在这些疾病的 Markov 模型中的转换概率矩阵的左下部分的概率均应取值为零。

在矩阵中每行各转换概率之和应为零。

表 5-4　转换概率示意表

转换概率	Transition to			
Transition from	State A	State B	State C	Death
State A	P_{AA}	P_{AB}	P_{AC}	P_{AD}
State B	P_{BA}	P_{BB}	P_{BC}	P_{BD}
State C	P_{CA}	P_{CB}	P_{CC}	P_{CD}
Death	P_{DA}	P_{DB}	P_{DC}	P_{DD}

根据 Markov 假设，转换概率的大小只取决于患者现在所处的健康状态，而与他前期的健康状态无关，也就是说 Markov 模型是没有"记忆"的，也叫作转换概率的"无后效性"。这也是该模型的一个局限性，不过我们可以通过别的方法来克服这个局限性，较常用的就是在模型中增加数个 Markov 状态。根据患者不同的病史或其他情况，我们可以将疾病发展期分成三个 Markov 状态，每个状态转换到下一个状态或是死亡的转换概率都可以根据各自具体情况而定，也就是我们为 Markov 模型植入了"记忆"。

三、乳腺癌筛查的经济学评价文献回顾

乳腺癌是危害全世界女性健康最常见的恶性肿瘤。目前对乳腺癌仍缺乏有效的病因学预防手段，因此二级预防显得尤为重要。乳腺癌筛查是实现乳腺癌早发现、早诊断和早治疗的重要的二级预防手段。大量研究表明，筛查的实施是近年来欧美各国乳腺癌死亡率下降的主要原因之一。合理的筛查能够早期发现乳腺癌，提高治愈率，增加"保乳"手术的机会，减少术后辅助治疗，节省医疗费用，提高患者生活质量。为此，WHO 已将乳腺癌列为应开展人群筛查的癌症类别之一。乳腺癌筛查是公认的能够有效提高女性乳腺癌生存率的主要方法。

不同组织机构发布的乳腺癌筛查指南如下（表 5-5）。

表 5-5　乳腺癌筛查指南的比较

机构/组织（年份）	针对一般人的筛查建议	针对高危人群的筛查建议
美国国立癌症研究所（1997）	40 岁以上女性每 1 或 2 年参加 1 次 MAM 筛查	高危女性应咨询医生是否提前开始接受筛查并自行决定筛查频率
美国癌症学会（2003）	20~39 岁女性每 3 年接受 1 次 CBE 筛查，40 岁以后每年前后各参加 1 次 CBE 和 MAM 筛查	高危女性应咨询医生是否提前开始接受筛查并自行决定筛查频率，可另行 US 或 MRI 筛查

机构/组织（年份）	针对一般人的筛查建议	针对高危人群的筛查建议
美国癌症学会（2007）	20~39岁女性每3年接受1次CBE筛查，40岁以后每年前后各参加1次CBE和MAM筛查；不推荐MRI筛查	已知BRCA突变、未检出BRCA突变但有BRCA突变直系亲属或乳腺癌终生风险在20%~25%以上的女性应参加MRI筛查
美国预防服务专家组（2002）	40~70岁女性每1或2年参加1次MAM筛查	30岁以上高危女性每年参加1次MRI筛查
瑞典癌症研究所（2012）	40岁以上女性每年参加1次CBE和MAM筛查	乳腺癌终生患病风险在20%以上的女性每年参加1次MRI筛查
美国预防服务专家组（2009）	40~49岁女性应根据家族史和健康状况等因素，同时咨询医生，综合考虑是否参加筛查；50~74岁女性每2年参加1次MAM筛查	
加拿大预防保健工作组	40~49岁女性无须参加MAM筛查；50~74岁女性每2~3年参加1次MAM筛查，同时不再进行不必要的乳房自我检查和CBE	

注：CBE：临床乳腺检查；MAM：乳房X线摄影术（钼靶X线摄影）；US：超声成像；MRI：磁共振成像；BRCA：乳腺癌易感基因

　　乳腺癌的人群发病率低，开展大规模人群筛查往往需要付出较高的成本，而总的卫生资源是有限的。许多研究对不同筛查方案的成本-效果或成本效用进行了分析和比较，以评价不同方案的性价比以及在人群中进行推广的价值。在医药卫生领域，经济学评价多采用模型进行模拟分析，以可挽救生命年（life-year saved，LY）或质量调整生命年（quality-adjusted life-year，QALY）作为效用指标。目前，国际上普遍认可的乳腺癌筛查可接受成本阈值为50000美元/QALY。

　　有学者对2003年美国癌症学会（ACS）推荐的筛查方案与单纯每年1次MAM筛查方案进行比较，发现二者的筛查效果相差不大，但前者的成本几乎是后者的两倍。美国国立癌症研究所（NCI）与美国预防服务专家组（USPSTF）的筛查方案相比，对40~79岁女性进行的和CBE隔年交替的备选筛查方案更具成本效用（35500美元/QALY）；筛查效果最好的是ACS的推荐方案，但成本也是最高的，与备选方案相比，ACS方案的增量成本效用超过了680000美元/QALY。但从成本-效用的角度来看，许多国外的推荐方案并非最佳方案，只是因为西方发达国家的乳腺癌发病率相对较高且卫生资源较为丰富，因此这些国家推荐的筛查方案更注重筛查效果，成本则是次要考虑的因素。其中，MAM筛查随着频率的降低，筛查方案的成本效用会有所增加，此外过多的MAM筛查会被认为对人体产生辐射的负面作用，故从卫生经济学的角度来看，MAM筛查的频率不宜太高。

　　与西方女性不同，亚洲国家女性乳腺癌发病率低而增长速度快，二者的乳腺生理结构也存在明显差异，对各种筛查手段的敏感度不同，适用的乳腺癌筛查方案也有所差异。日本研究者通过模拟队列的方法对3种筛查方案进行了比较分析，发现40~49岁女性接受每2年1次MAM联合每年1次CBE的筛查方案最优,其成本效用为2025100日元/LY。韩国学者通过构建多种乳腺癌筛查方案进行可行性分析,发现以下3种方案最具成本-效果:①现行的40岁以上女性每2年1次MAM筛查;②35~75岁女性每2年1次MAM筛查;③45~54岁女性每2年1次MAM筛查,40~44岁以及55~65岁女性每3年1次MAM筛查。由此可见,在日本和韩国这2个发达的亚洲国家中,MAM依然是最适合推广的乳腺癌筛查手段。对印度这样的发展中国家来说,其人口众多且卫生资源有限,采用微观模拟模型对单纯CBE筛查策略进行评价,结果发现40~60岁女性的乳腺癌死亡率下降最为明显,5年1次与2年1次CBE分别可使乳腺癌死亡率下降8.2%和16.3%,1个LY的成本分别是1135和1341美元,模型显示,在印度实行每年1次CBE筛查在降低乳腺癌死亡率方面,可达到与发达国家每2年1次MAM筛查一样的效果,且其成本仅为后者的一半多。

中国乳腺癌筛查工作起步较晚,缺乏规范设计的大规模RCT,但从各地筛查实践的结果来看,联合筛查优于单个筛查手段。一项在北京进行的调查结果显示,只有5.2%的新病例能够在常规的乳房X线摄影技术筛查中被检测出来,然而有82.1%的女性都被诊断出曾经历明显的疾病症状;这个通过筛查检测出乳腺癌的比例在美国是60%左右。目前大家对于临床乳腺检查(CBE)对中国复杂的人群进行早期乳腺癌检测的作用尚未达成一致,但以人群为基础的CBE合并诊断超声波检查正在进步中。试图通过CBE进行乳腺癌早期检测的想法获得了在印度进行的一项研究发现的支持,在该研究中CBE被发现在早期检测方面与MAM具有一样的成本效果比。尽管上海的一项调查认为,缺乏MAM的"密集BSE(乳房自我检查)"指导并不太可能减少乳腺癌的死亡率,但大多数研究者都同意一点:自我检查有可能提高意识和在中国早期监测的全国性项目中起到一定作用。中国大陆乳腺癌筛查工作起步较晚,许多城市和地区一直采用成本较高的机会性筛查(opportunistic screening, OS。在这里指:职工年度体检方式)进行筛查,而基于人群的有组织筛查在近几年才得到了一定的开展,目前尚缺乏相关的卫生经济学评价资料。有学者对中国香港地区实行西方国家推荐的每2年1次MAM的筛查方案进行了评价,发现该方案对40~69岁女性的成本-效果最佳,增量成本-效果比(incremental cost effectiveness ratio, ICER)为61600美元/QALY或64400美元/LY,不过概率敏感度分析却显示,这一成本低于国际上普遍认可的乳腺癌筛查可接受成本阈值50000美元/QALY的概率只有15.3%。对中国其他地区而言,50000美元/QALY的ICER即可带来沉重的经济负担,因此在中国内陆地区不适合直接推广高频率的乳腺癌筛查方案;我们仍然需要提高公众的意识以继续研究乳腺癌早期检测中乳房X线摄影检查和临床自我检查的有益之处,此外还需要为愿意接受筛查的中国女性提供更易获得的卫生服务。乳腺癌筛查经济学文献回顾见表5-6。在推行乳腺癌筛查方案的过程中,应考虑到中国作为发展中国家,经济水平低于发达国家的现实,同时还需要获得高质量的乳腺癌筛查数据,为筛查方案的确定提供依据。

表 5-6 乳腺癌筛查经济学文献回顾

国家和地区	研究对象	筛查方法	分析模型	效用指标	贴现率	成本	ICER
美国	40岁以上女性	MAM	离散事件模拟模型	敏感度	3%	1. MAM：$70 2. 病情诊断检查：$533	$27000
英国	47~49岁女性	1. 初始双视图MAM 2. 深度MAM 3. 超声检查 4. 开放式组织活检 5. 封闭式组织活检	Decision tree	敏感度	3.5%	1. 初始双视图MAM：£40 2. 深度MAM：£67 3. 超声检查：£74 4. 开放式组织活检：£241 5. 封闭式组织活检：£117	£27400
韩国	40~65岁女性	MAM	随机模型	敏感度	3%	1. MAM：$19.5 2. 确诊检查：$171.90	$763560
日本	40~49岁女性	1. 年度CBE 2. 年度CBE&SMG 3. 两年一次CBE&SMG	1. "年度模型" 2. "两年一次模型"	敏感度率	3%	1. CBE：2276（日元） 2. CBR&SMG：4791（日元）	
印度	40~60岁女性	CBE or MAM	MISCAN模型（使用Markov states）	敏感度	3%	1. CBE：$3.96 2. MAM：$13.23	$3108
中国内地	35~69岁女性	MAM	Markov model	敏感度和特异度	3%	¥200	¥248727.5
中国香港	40~69岁女性	MAM	状态转换关系 Markov model TreeAge 蒙特卡罗模拟	敏感度	3%	$143	$61600

四、研究方法

本研究分为以下几方面内容。首先，根据乳腺癌的临床分期建立疾病自然史。然后，通过问卷调查等方法统计不同 Markov 状态人群的生命质量及治疗/筛查成本。之后，利用乳腺癌筛查的质控数据计算各筛查方法的灵敏度和特异度。接着，通过对乳腺癌患者的调查来计算各个状态之间的转换概率。最后，形成乳腺癌筛查经济学评价的 Markov 模型。

（一）模型设定

为了模拟不同乳腺癌筛查策略的结果，我们建立了一个基于乳腺癌人群的 Markov 模型，其中模型的初始队列为 20000 名 30~85 岁妇女，初始样本的年龄分布符合 2014 年北京市女性户籍人口年龄构成。模型的转换周期为 1 年，在每个周期内，人群均有可能转变为 DICS 或乳腺癌临床四个分期中的任意一期，或者死亡，或者仍未患有癌症。DICS 及乳腺癌 Ⅰ 至 Ⅲ 期患者均有可能发展为 Ⅳ 期患者。只有乳腺癌 Ⅳ 期的患者才有可能死于癌症（图 5-5）。本模型共模拟 15 个周期，贴现率为 3%，每个筛查策略重复进行微观模拟 20000 次。

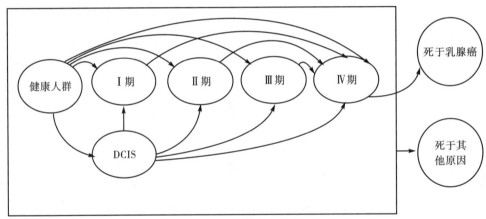

图 5-5　乳腺癌自然史

乳腺癌及癌前病变的分期及定义见表 5-7。

表 5-7　乳腺癌及癌前病变的分期及定义

状 态	定 义
DCIS	原位癌
Stage Ⅰ	肿瘤最大直径≤2cm
Stage Ⅱ	肿瘤最大直径>2.0cm，≤5.0cm
Stage Ⅲ	肿瘤最大直径>5.0cm
Stage Ⅳ	不论肿块大小，直接侵犯胸壁或皮肤

（二）模型参数的测量方法与取值

本研究建立乳腺癌筛查 Markov 模型所需参数包括效用、治疗成本、筛查成本、筛查质量、乳腺癌的患病率、发病率以及乳腺癌各个状态之间的转换概率等。由于模型所涉及参数繁多且复杂，本研究通过多种方式获得研究所需数据。

1. 问卷调查 本研究通过对 50 名乳腺癌患者以及 DCIS 患者进行问卷调查，收集这部分患者的生命质量、乳腺癌治疗费用以及状态间转换概率等信息，统计各个状态患者的相关数据，获得 Markov 模型所需参数。

2. 电子病历数据 通过有关部门获取乳腺癌患者的医院就诊记录，通过对记录的整理和统计分析，获得各个状态患者的治疗费用及其分布。

3. "两癌"筛查数据 收集 2013 年至 2014 年度北京市妇女"两癌"筛查数据，计算得到北京市妇女参加筛查的意愿、参加筛查的人群基本特征、乳腺癌及癌前病变的检出率、筛查所需的医疗资源及相应的费用。

4. 文献梳理 对于 Markov 模型中无法通过研究所收集的数据来获得的参数，本研究采用文献回顾方法，参考文献中的相应参数。参数选用的原则是优先参考亚洲人群的参数、优先参考近期文献的数据。

5. 专家咨询 对于 Markov 模型中无法通过上述方法获得的参数，本研究采用专家咨询的方法，邀请 3 名左右乳腺癌领域的专家，根据其丰富的临床经验进行参数估计。同时，邀请专家对已经从问卷、数据和文献中获得的参数进行讨论，判断该参数是否符合临床经验、是否符合北京市的情况。

（三）筛查策略

影响乳腺癌筛查的成本和效果的因素是多方面的，在本研究中通过调整筛查的时间间隔、筛查年龄及筛查方法来模拟在不同组合下的筛查效率。本研究将以下三个筛查要素进行排列组合，共模拟 12 种筛查策略（表 5-8），其中策略 1 为北京市现阶段采用的筛查方案，本研究以此为参考比较其他策略在成本、效用等方面的优劣。

筛查间隔：1 年；2 年；3 年。

筛查年龄：35~64 岁；40~59 岁。

筛查方法：先进行超声检查，阳性样本再进行 X 射线检查；先进行 X 射线检查，阳性样本再进行超声检查。

表 5-8 本研究比较的筛查策略

筛查策略	年龄范围	筛查间隔	筛查方法
1	35~64 岁	2 年	①临床检查、超声；②X 射线
2	35~64 岁	1 年	①临床检查、超声；②X 射线
3	35~64 岁	3 年	①临床检查、超声；②X 射线

续　表

筛查策略	年龄范围	筛查间隔	筛查方法
4	40~69 岁	2 年	①临床检查、超声；②X 射线
5	40~69 岁	1 年	①临床检查、超声；②X 射线
6	40~69 岁	3 年	①临床检查、超声；②X 射线
7	35~64 岁	2 年	①X 射线；②临床检查、超声
8	35~64 岁	1 年	①X 射线；②临床检查、超声
9	35~64 岁	3 年	①X 射线；②临床检查、超声
10	40~69 岁	2 年	①X 射线；②临床检查、超声
11	40~69 岁	1 年	①X 射线；②临床检查、超声
12	40~69 岁	3 年	①X 射线；②临床检查、超声

五、结　果

（一）研究对象的基本特征

本研究通过问卷调查的方式共收集了 40 位乳腺癌患者的个人信息，其中 DCIS 患者 2 人、Ⅰ 期 7 人、Ⅱ 期 17 人、Ⅲ 期 9 人、Ⅳ 期 5 人（表 5-9）。40 位患者平均年龄为 50.35 岁，88.89% 的人已婚，67.50% 缴纳职工基本医疗保险，仅有 2 人没有参加社会保险，41.03% 为离退休人员（表 5-10）。

表 5-9　研究对象疾病分期的分布

疾病分期	频数	百分比（%）
DCIS	2	5.00
Ⅰ 期	7	17.50
Ⅱ 期	17	42.50
Ⅲ 期	9	22.50
Ⅳ 期	5	12.50
合计	40	100.00

表 5-10　研究对象的基本特征

特征	DCIS	Ⅰ 期	Ⅱ 期	Ⅲ 期	Ⅳ 期	合计
年龄	48.00±14.14	53.57±6.85	49.88±8.35	46.22±8.18	55.80±9.52	50.35±8.60
已婚	2（100.00）	6（85.71）	13（92.86）	7（87.50）	4（80.00）	32（88.89）

续　表

特征	DCIS	Ⅰ期	Ⅱ期	Ⅲ期	Ⅳ期	合计
离异	0 (0.00)	1 (14.29)	1 (7.14)	0 (0.00)	1 (20.00)	3 (8.33)
丧偶	0 (0.00)	0 (0.00)	0 (0.00)	1 (12.50)	0 (0.00)	1 (2.78)

（二）Markov 模型参数的测量结果与取值

本研究的前提假设是，更有效筛查方法能够使一些乳腺癌患者在更早期的癌症阶段被发现，这部人群能够得到更及时的治疗，从而具有更好的预后，包括更长的存活时间以及更高的生命质量。生命质量的获得依靠文献、问卷调查的结果。本研究分别选取 DCIS、Stage Ⅰ、Stage Ⅱ、Stage Ⅲ、Stage Ⅳ状态的患者作为研究样本，分利用 EQ-5D-5L 问卷、时间权衡问卷和标准博弈问卷测量不同疾病状态的生命质量。由于收集到的样本量较少，导致统计结果不稳定。故本研究的 Markov 模型中健康人群及各期乳腺癌患者生命质量参考香港相关数据（表 5-11）。

表 5-11　健康人群及各分期乳腺癌患者的生命质量

健康状态	参　数	模型取值	中国香港	调研数据 EQ5D	调研数据 时间权衡	调研数据 标准博弈
健康人群	u_well	1.00	1.00	1.00	1.00	1.00
DCIS	u_DCIS	0.95	0.95	0.78	1.00	0.90
Ⅰ期	u_stage1	0.90	0.90	0.86	0.89	0.83
Ⅱ期	u_stage2	0.80	0.80	0.81	0.88	0.81
Ⅲ期	u_stage3	0.70	0.70	0.85	0.97	0.78
Ⅳ期	u_stage4	0.30	0.30	0.73	0.86	0.87

1. 治疗成本　本研究 Markov 模型中各期乳腺癌患者的年均治疗费用参考中国香港相关数据，并通过专家咨询确定了参数值在北京市乳腺癌治疗中的适用性（表 5-12）。

表 5-12　乳腺癌患者年均治疗费用的参考值

临床分期	参　数	模型取值	中国香港 年均费用¥	北京市数据 首年费用¥	后期年均费用¥
DCIS	c_treat_DCIS	23262	23262	—	—
Ⅰ期	c_treat_stage1	101810	101810	14068.55	18682.95
Ⅱ期	c_treat_stage2	113429	113429	15484.71	17304.78

续　表

临床分期	参　数	模型取值	中国香港	北京市数据	
			年均费用¥	首年费用¥	后期年均费用¥
Ⅲ期	c_treat_stage3	120516	120516	17186.945	20415.26
Ⅳ期	c_treat_stage4	142402	120516	11556.06	32223.39

2. 筛查成本　各种乳腺癌筛查手段的费用来自于北京市乳腺癌筛查项目组，临床检查4元/次，超声检查70元/次，X射线摄影200元/次，病理诊断3000元/次（表5-13）。

表5-13　乳腺癌筛查的成本

筛查项目	参　数	模型取值	中国香港	北京市数据
临床检查	c_clin	4元/次		4元/次
乳腺超声检查	c_ultr	70元/次		70元/次
乳腺X射线摄影	c_mamm	200元/次	143$/次	200元/次
诊断	c_diag	3000元/次	465$/次	3000元/次*

注：*乳腺癌的诊断成本为专家咨询结果，包括针穿、病理诊断的相关费用

3. 筛查质量　本研究通过文献梳理并结合专家咨询，得到北京市乳腺癌筛查中各筛查方法的灵敏度和特异度（表5-14）。

表5-14　乳腺癌筛查质量

筛查项目		参　数	模型取值	中国香港	中国上海	专家咨询
X射线摄影	灵敏度	Sen_mamm	0.6	0.77	0.87	0.5~0.7
				(0.76~0.79)		
	特异度	Spe_mamm	0.8	0.90	0.98	0.8
				(0.90~0.91)		
超声	灵敏度	Sen_b	0.5	0.8	0.50	0.3~0.7
	特异度	Spe_b	0.7	0.9	0.99	0.7

4. 转换概率　利用北大医院乳腺癌随访数据，2008年发病的乳腺癌患者（包括Ⅰ期、Ⅱ期和Ⅲ期）至2014年的年均复发率为7.47%，按照中国香港参考数据各期的转换概率进行分配，则可计算得出Ⅰ期、Ⅱ期和Ⅲ期的年均复发率为0.25%、1.99%和5.23%。DCIS人群在未治疗的情况下乳腺癌发病风险是普通人群的2.02倍，结合普通人群各期乳腺癌的发病率，计算得DCIS人群向各期乳腺癌的年转换概率（表5-15）。

表 5-15 乳腺癌各状态之间的转换概率

起始状态	转换状态	治疗情况	参　　数	模型取值	中国香港
DCIS	Ⅰ期	未治疗	p_DCIS_stage1	p_well_stage1 2.02	
		已治疗	p_DCIS_stage1_treated	p_well_stage1 0.51	
	Ⅱ期	未治疗	p_DCIS_stage2	p_well_stage2 2.02	
		已治疗	p_DCIS_stage2_treated	p_well_stage2 0.51	
	Ⅲ期	未治疗	p_DCIS_stage3	p_well_stage3 2.02	
		已治疗	p_DCIS_stage3_treated	p_well_stage3 0.51	
	Ⅳ期	未治疗	p_DCIS_stage4	p_well_stage4 2.02	
		已治疗	p_DCIS_stage4_treated	p_well_stage4 0.51	
Ⅰ期	Ⅳ期	未治疗	p_stage1_stage4	0.01	0.01
		已治疗	p_stage1_stage4_treated	0.0025	
Ⅱ期	Ⅳ期	未治疗	p_stage2_stage4	0.08	0.08
		已治疗	p_stage2_stage4_treated	0.0199	
Ⅲ期	Ⅳ期	未治疗	p_stage3_stage4	0.21	0.21
		已治疗	p_stage3_stage4_treated	0.0523	

5. 发病率 年龄别乳腺癌发病率数据来自 2015 年北京市乳腺癌白皮书，各期的发病率为乳腺癌发病率按照各期新发病例的比例进行分配（表 5-16～表 5-18）。

表 5-16 年龄别乳腺癌的发病率

年龄组	参数	模型取值	中国香港	北京市（2015 年）
30～34	T_cancer	0.00019	—	0.00019
35～39		0.00040	—	0.00040
40～44		0.00078	0.000929	0.00078
45～49		0.00107	0.001244	0.00107
50～54		0.00108	0.001361	0.00108
55～59		0.00124	0.001315	0.00124
60～64		0.00129	0.001057	0.00129
65～69		0.00109	0.001204	0.00109
70～74		0.00121	0.000987	0.00121
75～79		0.00109	0.001371	0.00109
80～84		0.00082	0.001593	0.00082
85～		0.00044	0.001494	0.00044
合计		0.00067		0.00067

表 5-17   乳腺癌的发病率

状态	参　数	模型取值
DCIS	p_well_DCIS	T_cancer［t_age_init+_stage］ratio_DCIS_cancer_nonscreen
Ⅰ期	p_well_stage1	T_cancer［t_age_init+_stage］percent_stage1_cancer_nonscreen
Ⅱ期	p_well_stage2	T_cancer［t_age_init+_stage］percent_stage2_cancer_nonscreen
Ⅲ期	p_well_stage3	T_cancer［t_age_init+_stage］percent_stage3_cancer_nonscreen
Ⅳ期	p_well_stage4	T_cancer［t_age_init+_stage］percent_stage4_cancer_nonscreen

表 5-18   DCIS 与乳腺癌发病率的比值

项目	参　数	模型取值	中国香港
无筛查	ratio_DCIS_cancer_nonscreen	0.040 (0.036~0.044)	0.040 (0.036~0.044)
有筛查	ratio_DCIS_cancer_screen	0.253 (0.229~0.277)	0.253 (0.229~0.277)

6. 其他参数（表 5-19~表 5-21）

表 5-19   2014 年北京市女性户籍人口年龄构成

年龄组	参数	户籍人口（万人）	比重（%）
合计	T_age	665.1	100.00
0~4		31.2	4.61
5~9		22.6	3.41
10~14		16.6	2.40
15~19		24.0	3.61
20~24		40.1	6.01
25~29		56.6	8.42
30~34		58.7	8.82
35~39		41.7	6.21
40~44		48.7	7.41
45~49		50.3	7.62

续　表

年龄组	参数	户籍人口（万人）	比重（%）
50 ~54		61.5	9.22
55~59		56.9	8.62
60~64		49.4	7.41
65~69		30.6	4.61
70~74		23.2	3.41
75~79		24.2	3.61
80~84		16.5	2.40
85~89		8.0	1.20
90 岁及以上		4.2	0.60

来源：北京统计年鉴 2015

表 5-20　年龄别死亡率

年龄组	参数	模型取值	中国香港
40~44	T_Mort	0.0008529	0.0008529
45~49		0.0013402	0.0013402
50~54		0.0018422	0.0018422
55~59		0.0029853	0.0029853
60~64		0.0049503	0.0049503
65~69		0.0086363	0.0086363
70~74		0.0152754	0.0152754
75~79		0.0264469	0.0264469
80~84		0.0469965	0.0469965
85~		0.1397351	0.1397351

表 5-21　乳腺癌患者构成表

状态	构成比%
DCIS	8.97
Ⅰ期	33.20
Ⅱ期	40.93
Ⅲ期	13.40
Ⅳ期	3.51

来源：北大医院

　　无筛查情况下乳腺癌各期分布来自乳腺癌患者问卷调查结果，有筛查情况下乳腺癌各期的占比来自文献中中国香港地区的数据（表5-22）。

表 5-22　乳腺癌各分期的分布情况

分期	筛查	参　数	模型取值	中国香港	北京
Ⅰ期	无筛查	percent_stage1_cancer_nonscreen	0.184	0.316	0.184
	有筛查	percent_stage1_cancer_screen	0.521	0.521	
Ⅱ期	无筛查	percent_stage2_cancer_nonscreen	0.447	0.556	0.447
	有筛查	percent_stage2_cancer_screen	0.382	0.382	
Ⅲ期	无筛查	percent_stage3_cancer_nonscreen	0.237	0.099	0.237
	有筛查	percent_stage3_cancer_screen	0.057	0.057	
Ⅳ期	无筛查	percent_stage4_cancer_nonscreen	0.132	0.029	0.132
	有筛查	percent_stage4_cancer_screen	0.041	0.041	

　　乳腺癌治疗后复发概率约为未治疗患者的1/4，故本研究假定治疗后的死亡概率也为未治疗患者的1/4（表5-23，表5-24）。

表 5-23　各状态人群死亡的概率

状态	治疗情况	参　数	模型取值	中国香港
Ⅰ期	未治疗	p_stage1_death	0.002	0.002
	已治疗	p_stage1_death_treated	0.0005	
Ⅱ期	未治疗	p_stage2_death	0.016	0.016
	已治疗	p_stage2_death_treated	0.004	
Ⅲ期	未治疗	p_stage3_death	0.039	0.039
	已治疗	p_stage3_death_treated	0.010	
Ⅳ期	未治疗	p_stage4_death	0.2331	0.2331
	已治疗	p_stage4_death_treated	0.0583	

表 5-24　乳腺癌通过筛查以外途径获得确诊的概率

状态	参　数	模型取值
DCIS	p_diagnose_DCIS	0.1
Ⅰ期	p_diagnose_stage1	0.1
Ⅱ期	p_diagnose_stage2	0.1
Ⅲ期	p_diagnose_stage3	0.2
Ⅳ期	p_diagnose_stage4	0.4

（三）成本-效果分析结果

成本-效果分析见图5-6。策略4、策略1、策略6和策略3都在成本效率前沿曲线上，这三个策略都具有成本-效果的特点。但是，具体优选那个策略还取决于政府的支付能力（willingness to pay）。

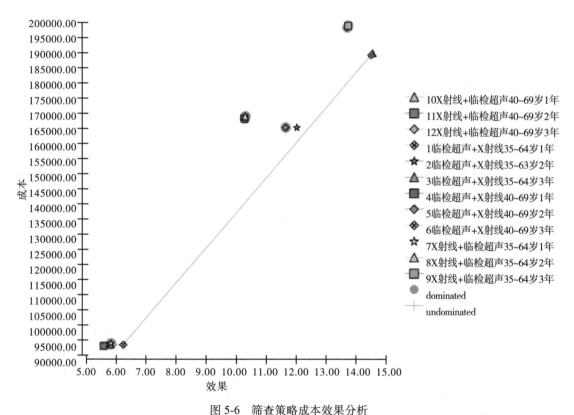

图5-6 筛查策略成本效果分析

策略4到策略6，成本增加421.93元，但QALY只增加0.67.所以，策略4、策略1仅仅用于经济收入比较落后的地方，即成本低，但效果也低。当由策略1转向策略6时，成本增加了96001元，但QALY增加了14.52。而由策略6转向策略3时，成本增加了572元，但QALY增加了0.04。因此，策略6和策略3适用于经济水平较高的地区（政府的支付意愿较高），即要获得更多的QALY则需要支付更多的经济。发达国家一般都有支付意愿的值，但发展中国家则没有，WHO建议采用人均GDP的3倍。因此，北京市因选择策略6或策略3。

具体的成本-效果分析排序表见表5-25。

表 5-25　成本效果分析排序表

Strategy Excluding dominated	Cost	Cost Incr	Eff	Incr Eff	Incr C/E	NMB	C/E
4 临检超声+X 射线 40~69 岁 1 年	92794.47		5.56			-92794.5	16680.69
1 临检超声+X 射线 35~64 岁 1 年	93216.4	421.93	6.23	0.67	633	-93216.4	14963.97
6 临检超声+X 射线 40~69 岁 3 年	189217.5	96001.06	14.52	8.29	11584	-189217	13034.77
3 临检超声+X 射线 35~64 岁 3 年	189789.7	572.27	14.56	0.04	14333	-189790	13038.33
All							
4 临检超声+X 射线 40~69 岁 1 年	92794.47	0	5.56	0	0	-92794.5	16680.69
1 临检超声+X 射线 35~64 岁 1 年	93216.4	421.93	6.23	0.67	633	-93216.4	14963.97
10X 射线+临检超声 40~69 岁 1 年	93279.2	62.8	5.8	-0.43	-146	-93279.2	16083.84
7X 射线+临检超声 35~64 岁 1 年	93571.44	355.03	5.81	-0.42	-844	-93571.4	16107.65
2 临检超声+X 射线 35~63 岁 2 年	165173.2	71956.77	12.02	5.79	12421	-165173	13738.98
5 临检超声+X 射线 40~69 岁 2 年	165188.6	15.46	11.65	-0.38	-41	-165189	14185.14
11X 射线+临检超声 40~69 岁 2 年	168247.9	3074.73	10.27	-1.75	-1756	-168248	16378.99
8X 射线+临检超声 35~64 岁 2 年	168917.7	3744.55	10.3	-1.72	-2171	-168918	16403.75
6 临检超声+X 射线 40~69 岁 3 年	189217.5	24044.28	14.52	2.49	9640	-189217	13034.77
3 临检超声+X 射线 35~64 岁 3 年	189789.7	572.27	14.56	0.04	14333	-189790	13038.33
12X 射线+临检超声 40~69 岁 3 年	198318.3	8528.61	13.72	-0.84	-10184	-198318	14455.9
9X 射线+临检超声 35~64 岁 3 年	198932.3	9142.53	13.75	-0.8	-11381	-198932	14464.63

　　为进一步提高检出率，依据卫生经济学评价及专家论证结果，优化"两癌"筛查流程方案，确定乳腺癌筛查对象为 35~64 岁妇女，采用乳腺临床检查与乳腺超声检查，异常者转诊乳腺 X 线摄影，并在筛查中增加针吸细胞学检查。每 3 年一个周期进行一次免费筛查。考虑筛查的经济、可及性，初筛机构仍以一二级医疗机构为主，三级医院按照定向转诊机制作为技术支持及可疑病例确诊机构，将早诊率，癌前病变及两癌检出率等作为考核筛查机构及地区筛查效果的评估指标。

第六章　子宫颈癌筛查-子宫颈细胞学事前质量控制评估报告

一、背　　景

　　子宫颈癌是唯一病因明确的恶性肿瘤，即高危型人乳头瘤病毒（HPV）的持续感染，是女性最常见的妇科恶性肿瘤。2012年全球子宫颈癌新发病例52.8万，死亡病例26.6万。在过去10余年间中国城市子宫颈癌的发病率逐年增加，2015年中国女性子宫颈癌发病率仅次于乳腺癌排在第二位，北京市女性户籍居民子宫颈癌的发病率由2005年7.37/10万上升至2014年的8.98/10万，子宫颈癌严重威胁着的女性健康。从高危型HPV感染到子宫颈癌发病历时数年到十几年，子宫颈癌明确的致病因素和缓慢的发病过程为普查普治提供了宝贵时机。不同的国家和地区会因地制宜，根据不同的经济条件选择自己的筛查策略。据美国癌症协会统计，由于子宫颈细胞学的广泛普及及应用，尽管HPV病毒感染有所上升，但子宫颈癌发病率却下降了85%。过去50年在欧洲、北美、日本、澳大利亚和新西兰等发达国家，基于人群的每3~4年用脱落细胞学方法进行的子宫颈细胞学筛查使子宫颈癌的发病率和死亡率减少了80%。一项加拿大的随机对照试验在30~69岁妇女中对比了人乳头瘤病毒（HPV）检测与细胞学检查的敏感度和特异性，结果显示，HPV-DNA检测在子宫颈高级别病变（CIN2或CIN3）中的敏感度为94.6%，而细胞学仅为55.4%，HPV-DNA检测与细胞学检查在特异性方面相当（94.1% vs. 96.8%），证明子宫颈细胞学方法为筛查子宫颈癌的有效方法。虽然到2012年多个指南将HPV联合细胞学检查作为30岁以上妇女的最佳筛查策略，但由于成本及价格的原因还不能在许多国家推行，子宫颈细胞学检查在子宫颈癌筛查中仍有着至关重要的作用，尤其在21~29岁的年龄段。

　　国自然子宫颈癌、乳腺癌筛查策略优化研究课题数据分析结果表明，北京市从2008年试点用子宫颈细胞学作为初筛方法进行子宫颈癌的筛查。2009年在全市推开，目前已经完成了4个周期200余万人次的筛查。虽然我们的筛查取得了一定的成效，但是筛查覆盖率低及细胞学阳性检出率不高仍是我们面临的主要问题，尤其是子宫颈细胞学质量是影响筛查效果的瓶颈问题。北京市子宫颈细胞学的阳性检出率在2%~3%之间，远低于亚洲地区液基细胞学5.7%和传统巴氏细胞学4.5%的检出率。在子宫颈癌筛查工作中，北京妇幼保健院一直在努力提高筛查的质量，制定了《北京市子宫颈癌筛查技术手册》，定期对专业技术人员包括妇产科医生、细胞学阅片人员、阴道镜检查医生进行培训、考核和取证，同时定期开展质控，但是细胞学阳性检出率不高一直是我们面临的问题。虽然细胞学的总体检出率呈下降的趋势，但通过数据分析发现非典型鳞状细胞不能明确意义（ASC-US）的检出率降低，低级别病变（LSIL）和高级别病变（HSIL）的检出率增加，说明北京市子宫颈细胞学整体阅片水平在呈现提高的趋势。因为子宫颈细胞学检查方法的质量涉及诸多环节，如细胞保存液的质量、取材、制片、阅片等，任一环节存在问题都会影响筛查质量。除了取材和阅片，其他的环节是否存在问题呢？

在我们既往对阅片质量的质控过程中也发现制片存在的一些问题，如细胞肿胀变形、细胞染色浅、细胞核不清晰等，说明细胞保存液的质量及细胞学制片的效果对细胞学质量有一定的影响，因此在我国自然课题研究的基础上，对细胞学检查机构的管理、制片过程及细胞保存液的质量进行评价，通过评价了解北京市子宫颈细胞学检查工作中存在的问题，规范北京市的细胞学检查医疗机构及检测机构，尤其是第三方检测机构，通过质量评估拟筛选出质量合格的子宫颈细胞学检查机构用于筛查，并了解不同公司细胞保存液的细胞质量保障时间，为制片时机提供参考数据，也为我们下一步工作的开展提供思路。

二、评估内容及方法

（一）评估前准备工作

组织召开专家会讨论并制订细胞学质控评估方案，后又进行多轮专家咨询，确定最后的质控评估方案。为确保评估效果，制定下发《关于开展子宫颈癌筛查质量评估工作的通知》，于2016年11月11日组织质控评估工作培训会，来自各区卫生计生委、区妇幼保健院、子宫颈细胞学试剂及检测机构的相关负责人参与了培训。课题组对评估审核流程、提交资料时限、内容及技术评估、现场评估工作进行详细解读及答疑。

本次质控评估的对象是有意愿、有能力参加北京市子宫颈癌免费筛查工作的子宫颈细胞学检查医疗机构及第三方检验机构。

（二）评估内容及方法

评估包括三部分的内容：资料审核、制片技术及细胞保存液质量评估和现场质量评价。资料审核分数大于60分的进入制片技术及细胞保存液质量评估和现场质量评价环节。最后按照资料审核占10%，样本获得占10%，制片技术及细胞保存液质量评估结果评价占30%，现场评价占30%的权重赋值计算总分。

1. 资料审核　本次质控评估的资料内容共有11项，总分为100分，60分及以上进入下两个环节。资料审核主要评价的是医疗机构及第三方检查机构依法开展工作情况包括制度、流程及人员情况，在规定的期限内有10种子宫颈细胞学试剂、16家细胞学阅片机构（其中有一家机构申报两种细胞学试剂），向各区卫生计生委报送申报评估资料。北京市卫计委组织专家现场查看资料并按照统一标准进行打分。

2. 制片技术及细胞保存液质量评估

（1）评估方法：在通过资料审核的参评细胞学检查机构使用随机数字表法随机抽取抽样日前7天内采样且已经完成制片及TBS诊断的子宫颈细胞学液基标本残液及已经制好的

玻片，记录每一瓶标本的姓名，采样日期，并复印诊断报告，标记公司名称，填写每个检测机构的抽样表并双方签字。抽取的标本残液在北京妇幼保健院室温下静置保存，分别在采样日期后的两周、3周、4周组织专家带上抽取的细胞残液到相应的细胞学阅片机构进行制片染色。每个机构分别完成3次制片后，组织专家在多头镜下集体阅片评价制片质量并打分。同时以相同的程序抽取豪洛捷公司的新柏氏液基保存液残液为对照样本，在各制片机构同时完成对照标本的制片。制片同时对各检测机构的制片机进行标记，保证每一次使用同一制片机，并保存原始记录。

（2）抽样方法：

1）制片残液多于10ml的细胞学检查机构抽样：采用随机数字表法，随机抽取抽样日前7天内采样且已经完成制片及TBS诊断的液基细胞学残余标本（为了减少反复制片的问题，抽样时抽取同一天采样的细胞学残液，同时细胞学残液标本的量大于10ml，需满足3次制片要求），包括TBS诊断ASC-US及以上病变标本1例，萎缩性改变1例，阴性病例1例，因考虑制片过程中的不确定性，如细胞学残液量不够、细胞量少等，扩大样本量3倍，即每家机构抽样9例标本，包括3例TBS诊断ASC-US及以上病变标本，2例萎缩性改变，4例阴性病例，因在取样过程中发现有些细胞保存液的细胞量较少，为避免第3、4周制片时细胞量不足，故多抽取1~2例样本备用。

2）制片残液少于10ml的细胞学阅片机构抽样：一些公司因制片方法不同，所剩细胞学残液过少，不能再次制片，故每周制片都需要使用新的样本。因此细胞学检查机构提供取样耗材（保存液和毛刷）由北京妇幼保健院组织专家在阴道镜检查门诊人群中随机取样，每次制片标本同一天取样包括TBS诊断ASC-US及以上病变2例，萎缩性改变2例，其他阴性病例2例，共6例样本。因需在采样日及采样日后的第1、2及3周共进行4次制片，共取样本24例。

3）对照标本抽样：以豪洛捷公司的新柏氏试剂制片残液为质控对照样本，在其他公司完成抽样后，在豪洛捷公司抽取同一采样日期的病例3例，包括TBS诊断ASC-US及以上病变1例，萎缩性改变1例，阴性病例1例。

（3）整理玻片并编号：已完成制片的玻片上只标注抽样编码，无机构名称。抽样编码为4位数，前两位为公司顺序号（01~06），第3、4位为该公司玻片的抽样顺序号（01~15），新柏氏的对照样本直接写标本瓶上原有姓名。编号格式为：抽样编码+周数（1~4）。

（4）结果评价：采用双盲法，由子宫颈细胞学阅片专家集体阅片，对制片效果进行统一评分。专家从以下五个维度进行评价：细胞量是否足够（有无颈管细胞或化生细胞，有无病变细胞）；细胞分布是否均匀；细胞核是否肿胀、固缩，结构（核膜及染色质颗粒）是否清晰；胞质是否退变（肿胀、空化、破碎）；涂片背景是否影响细胞观察；染色是否适当。每张制片样本的总分为100分，细胞学专家集体阅片后，给出每张制片标本的得分，计算每个机构所有样本综合得分的平均值及标准差，作为综合评价结果。

（5）统计方法：用EXCEL2007计算平均值及标准差，采用SPSS17.0软件对数据进行处理，均值的比较用单因素方差分析和重复测量方差分析的方法，以 $P<0.05$ 为差异有统计学意义。

3. 现场质量评价方法　北京妇幼保健院组织专家前往通过资料审核的细胞学检查机构现场查看管理、服务能力、信息管理、内部质控、人员及阅片效果评估五个部分，满分为100分。

（1）阅片人员现场考核方法：由专家提供诊断明确且典型的细胞学玻片进行现场阅片考核。考核人员由专家现场随机从阅片人员中抽取，每个机构抽取 2 人，每人 1 小时内阅片10 张，每张玻片 10 分，每人满分 100 分，按比例折算计入质控标准表。所有机构考核人员均使用同一套玻片考核。

（2）细胞学检查机构阅片质量复核：每个机构随机抽取 2016 年"两癌"筛查的玻片20 张，TBS 分类诊断阴性和 ASC-US 及以上的玻片各 10 张，由阅片专家进行现场复核，按照符合程度给分，假阴性和假阳性，每张扣分 5 分，诊断相差一个诊断级别，每张玻片扣1 分，诊断相差 2 个级别，每张扣 5 分，满分 100 分，按比例折算计入质控标准表。

指标计算公式分别为：假阳性率＝（假阳性人数/专家阅片阴性人数）×100%，假阴性率＝（假阴性人数/专家阅片阳性人数）×100%，灵敏度＝[真阳性人数/（真阳性人数+假阴性人数）]×100%，特异度＝[真阴性人数/（真阴性人数+假阳性人数）]×100%，符合率＝[（真阳性人数+真阴性人数）/受检总人数]×100%。

（3）现场质控：评价方法有查阅档案、现场查看制片、染色流程及质控情况、查看相应的设施设备等。

三、细胞学检查机构评估结果

（一）资料审核结果

在规定的期限内有 10 种子宫颈细胞学保存液产品、16 家细胞学检查机构（一家机构申报两种子宫颈细胞学保存液产品），向各区卫生计生委报送申报评估资料，北京妇幼保健院组织专家按照统一的打分标准进行评分，最高分机构 194 分，最低分机构 16 由于没有给出机构及试剂的相关资料，得分为 9 分，平均分 70.6 分。

16 家细胞学检查机构提交资料中没有目录的有 11 家，占 64.7%；机构简介缺少的 2 家，占 11.8%；有效期内的经营许可证和有效期内的组织机构代码有 1 家缺少，占 5.9%；2 家机构缺少有效期内的相关试剂取得认证证明材料，一家机构有效期内的相关试剂取得认证证明材料部分材料模糊不清；5 家缺少细胞学检测说明，占 31.3%，1 家细胞学检测说明与试剂不对应，1 家细胞学检测说明资料不全，1 家细胞学检测说明不完整，字迹不清；3 家机构缺少保存液说明，3 家保存液说明资料不全，字迹不清，不完整或叙述不清；5 家没有参与筛查或临床工作的市场投放试剂及临床应用经历证明（含论文等），1 家论文与试剂无关，1 家论文的检出率低，1 家无投放时间，1 家无论文，1 家字迹不清；只有 4 家机构的制度齐全，其余都不全，7 种制度有的缺 1 种，2 家机构缺少全部制度；16 家机构只有4 家机构的人员资质符合，人员数量能与工作量匹配，其余 12 家人员不足或资质不符合要求。

根据上述评分结果，大于 60 分的有 11 家检测机构，使用 7 种细胞保存液，经电话联系询问沟通后，通过资料审核的 11 家检测机构中，一家申报两种细胞保存液的机构 1 其中一种试剂 1 在现场质控前仪器设备不具备，三家机构细胞保存液试剂 8 公司的试剂材料不全、二家机构阅片人员明显不足，因此目前暂时无法承担北京市子宫颈癌筛查任务，见表 6-1。

表 6-1　其他原因未入选机构及细胞保存液产品

序号	使用产品	检测机构	得分	未入选原因
1	试剂 1	机构 1	94	厂家仪器未到
2	试剂 1	机构 5	88	目前工作量饱和，人员不足
3	试剂 1	机构 6	85	目前工作量饱和，人员不足
4	试剂 8	机构 8	83	试剂材料不全
5	试剂 8	机构 9	78	试剂材料不全
6	试剂 8	机构 11	76	试剂材料不全

经过上述资料审核排除其他原因不能承担筛查任务的机构及细胞学保存液产品，6 家检查机构和 5 种试剂进入最后的现场评价环节，资料审核最终结果见表 6-2。

表 6-2　资料审核结果

阅片机构名称	试剂名称	制片方法	试剂有效期*	得分
机构 2	试剂 1	膜式	30 天	91
机构 4	试剂 4	膜式	30 天	88
机构 1	试剂 2	离心甩片	30 天	86
机构 3	试剂 3	离心沉降	30 天	88
机构 7	试剂 7	离心甩片	30 天	83
机构 10	试剂 1	膜式	30 天	77

注：*试剂 1 说明书标注取材后标本有效期 30 天，其余试剂无明确标注，为机构技术人员口述

（二）技术评估结果

1. 制片技术及细胞保存液质量评估
（1）实际抽样情况（表 6-3 和表 6-4）。

表6-3　细胞残液大于10ml细胞学阅片公司抽样例数

公司名称	阴性	ASC-US	ASC-H	LSIL	HSIL	萎缩	平均年龄（岁）
机构1	6			5		4	42
机构4	5			3		3	42
机构7	4				3	2	42
机构2	6	3		1	1	4	52
机构10	7	1	1	2		4	41

表6-4　细胞残液小于10ml细胞学阅片公司抽样例数

机构3	阴性例数	ASC-US	ASC-H	LSIL	平均年龄（岁）
第1周	4	2			41
第2周		4		2	45
第3周	4	2			45
第4周	3	1	1	1	48

（2）细胞学阅片机构制片质量评价：

1）细胞保存液大于10ml的细胞学阅片机构制片质量情况：机构1和机构4第1周的制片质量评估得分大于60分，其余3周不合格；机构7每周的制片质量得分均小于60分，4周均不合格；机构2和机构10每周制片的质量均在60分以上，均合格，见表6-5。

表6-5　细胞保存液大于10ml的细胞学阅片机构制片质量情况

公司	第1周		第2周		第3周		第4周		F值	P
	平均得分	标准差	平均得分	标准差	平均得分	标准差	平均得分	标准差		
机构1	74.13	10.99	50.50	1.58	57.50	6.43	42.67	3.20	55.301	0.000
机构4	60.18	8.39	52.22	6.67	57.27	9.05	55.45	6.88	1.791	0.165
机构7	57.22	3.63	22.22	9.72	28.89	14.53	22.22	12.02	21.643	0.000
机构2	90.00	0.00	90.00	0.00	90.00	0.00	90.00	0.00	—	—
机构10	85.73	8.80	86.25	2.31	88.13	3.72	87.92	3.34	0.467	0.707

采用单因素方差分析显示，机构1和机构7不同时间的制片效果有差异，差异有统计学意义（具体见表6-6）。采用重复测量方差分析的方法，结果显示，不同公司间得分的差异有统计学意义（$F=186.5$，$P<0.001$）。进一步对不同公司的得分进行两两比较，结果显示，机构2、机构10得分最高；机构4、机构1得分居中；机构7得分最低，差异有统计学意义（$P<0.001$）。总体上各细胞学机构使用的保存液随着时间的变化，细胞保存液的制片效果呈衰减趋势（$F=47.063$，$P<0.001$）。

2）6家细胞学阅片机构不同制片时间质量比较。

表6-6 6家细胞学阅片机构不同制片时间质量比较

制片时间	机构编号	平均得分	标准差	F 值	P
采样后第1周	机构1	74.13	10.99	38.232	0.00
	机构4	60.18	8.39		
	机构7	57.22	3.63		
	机构2	90.00	0.00		
	机构10	85.73	8.80		
	机构3	82.50	2.74		
采样后第2周	机构1	50.50	1.58	217.033	0.00
	机构4	52.22	6.67		
	机构7	22.22	9.72		
	机构2	90.00	0.00		
	机构10	86.25	2.31		
	机构3	79.17	3.76		
采样后第3周	机构1	57.50	6.43	79.901	0.00
	机构4	57.27	9.05		
	机构7	28.89	14.53		
	机构2	90.00	0.00		
	机构10	88.13	3.72		
	机构3	78.33	4.08		
采样后第4周	机构1	42.67	3.20	209.743	0.00
	机构4	55.45	6.88		
	机构7	22.22	12.02		
	机构2	90.00	0.00		
	机构10	87.92	3.34		
	机构3	67.50	9.87		

采用单因素方差分析显示，6家机构不同时间制片的得分的差异有统计学意义，见表 6-6。进一步对不同机构不同制片时间的得分进行两两比较，结果显示，第1周机构2、机构 10得分最高；机构3、机构1得分居中；机构4和机构7得分最低，差异有统计学意义 （$P<0.001$）。第2周机构2、机构10得分最高；机构3得分居中；机构4和机构1次之，机 构7得分最低，差异有统计学意义（$P<0.001$）。第3周机构2、机构10、机构3得分最高； 机构4和机构1居中，机构7得分最低，差异有统计学意义（$P<0.001$）。第4周同第2周， 机构2、机构10得分最高；机构3得分居中；机构4和机构1次之，机构7得分最低，差异 有统计学意义（$P<0.001$）。

3）细胞学检查机构制片存在的主要问题

机构1：第1周制片染色尚规范，子宫颈管、化生细胞结构欠清晰，量少，无高度病变。第2~4周细胞核结构不清晰、细胞核退变，结构模糊，不建议再制片。

机构4：第1周细胞肿胀退化明显，结构不清，染色浅，细胞分布不均匀。颈管化生细胞量少，结构不清，第2~4周细胞退变明显，核结构不清晰，细胞分布不均匀。

机构7：第1周开始细胞退变明显，核结构不清，细胞分布不均匀，制片效果差。

机构2和机构10：制片满意，细胞结构清晰，机构10核染色过深，第1周血多，气泡，处理标本不到位，待改进。

机构3：第1~2周结构清晰，第3周细胞结构欠清晰，4周病变细胞核结构不清晰。

4）试剂取样后的最佳制片时间：机构10和机构2使用试剂1的制片基本不受时间影响，制片质量好且稳定，30天内制片均可。机构3使用的试剂3前两周的制片效果合格，在取样后两周内制片较为稳妥；机构1使用试剂2和机构4试剂4只有第1周的评分达到及格，此两家机构需在取样后尽快制片以保证制片效果。机构7使用试剂7的制片效果欠佳，影响阅片判断，建议先行整改。

通过对结果的分析发现人员操作的规范程度严重影响制片质量：距离取样时间越长，细胞被破坏的可能性越大，制片效果应该越差。但机构1、机构4和机构7三家机构，同一个标本取样后第3周的制片效果要好于第2周，考虑与专家指导制片流程并规范人员操作有关。

（3）对照样本的制片结果评价：使用新柏氏试剂残液做对照不同机构的制片结果表明三个机构3周的制片结果均低于60分（表6-7），同时也说明新柏氏保存液良好的制片效果，除了依赖于本身保存液的质量，还与制片的方法及一系列相关耗材和规范化制片流程密切相关，三家机构以离心甩片方法或其他膜式制片法制片后，制片效果等同于该机构的日常制片水平，并没有体现出新柏氏保存液的优势。

表6-7　不同机构对照样本的制片结果

对照公司名称	第2周		第3周		第4周	
	平均得分	标准差	平均得分	标准差	平均得分	标准差
机构1	53.33	2.89	61.67	7.64	41.67	2.89
机构4	50.00	0.00	50.00	0.00	43.33	5.77
机构7	36.67	11.55	未见细胞	未见细胞	23.33	11.55

（三）现场质量评价结果

1. 细胞学检查机构阅片人员阅片水平考核结果　　六家机构共考核12名阅片人员，其中10人取得北京市"两癌"筛查子宫颈细胞学培训考核合格证。通过现场考核最高分90分，最低分41分，平均分64.8分。六家机构中机构4的平均成绩最高，为76.8分，其次是机构2为75分，具体见表6-8。

表 6-8 现场阅片考核成绩

机构名称	人员 1	人员 2	平均得分
机构 2	60	90	75
机构 4	82	71.5	76.8
机构 3	82	66	74
机构 1	62	68	65
机构 10	46	60	53
机构 7	49	41	45

采用用单因素方差分析显示，不同机构间的阅片成绩差异有统计学意义（$F = 3.102$，$P = 0.012$），进一步对不同公司的得分进行两两比较，结果显示，机构 2、机构 4 和机构 3 得分较高，机构 1、机构 10 和机构 7 得分较低，差异有统计学意义。

2. 细胞学检查机构阅片质量复核　6 家机构共抽查 TBS 诊断 ASC-US 及以上病变玻片 60 张，阴性玻片 60 张，共 120 张玻片。专家复核阅片后以专家阅片结果作为子宫颈细胞学诊断金标准，假阳性率为 6.5%（4/62），假阴性率为 3.4%（2/58），灵敏度为 96.6%（56/58），特异度为 93.5%（58/62），符合率为 95%。具体各机构的专家复核情况见表 6-9。

表 6-9 细胞学阅片机构阅片质量复核

机构名称 （张）	假阴性 （张）	扣分 （分）	假阳性 （张）	扣分 （分）	相差 1 级 （张）	扣分 （分）	相差 2 级 （张）	扣分 （分）	得分 （分）
机构 2	0	0	1	5	4	4	0	0	91
机构 1	0	0	1	5	2	2	0	0	93
机构 10	0	0	0	0	5	5	0	0	95
机构 3	0	0	2	10	4	4	0	0	86
机构 4	2	10	0	0	5	5	0	0	85
机构 7	0	0	0	0	4	4	1	5	91

阅片过程中发现，部分玻片细胞退变明显，核结构不清，影响判断，故此项分数并不能完全反映出各机构的阅片水平，仅供参考。现场质控因时间有限，抽取样本数较少。

3. 现场质控　通过专家现场查看资料及流程，六家机构细胞学的阳性检出率均超过 3%，除 2 家医疗机构储存空间狭小外，四家第三方检测机构标本按规定储存。

现场质控问题如下。

（1）制度：2 家机构工作流程内容简单，无针对性（加样量无，无各步骤时间）或管理要求不健全，一家机构制度简单，缺乏可操作性。

（2）制片及染色流程：除机构 10 和机构 2 用机器制片的机构除外，其他手工或机器半自动制片的机构制片过程受人为影响，随意性大，尤其是震荡和固定的时间不固定，除机构10每周加固定的酒精外，其他机构缺固定液酒精的更换制度，无明确的更换指标。机构7制片及染色流不规范：玻片固定不及时，在空气中暴露，固定时间短（4分钟），染液不全，染色流程不正确。同时发现机构10虽机器制片但是标本的预处理不够，固定液更换不及时，制片人员的责任心需加强。

（3）内部质控：除机构1有严格的质控系统外，其他公司内部质控缺乏，未进行可疑病例的追访，未对质控不一致片子进行处理。

（4）信息：普遍存在结果反馈不及时，或术语不准确。

（5）人员：阅片人员明显不足（表6-10）。

表6-10　细胞学阅片机构阅片量及人员数量

| 机构名称 | 机构阅片量（例/年） | 其中筛查数量（例） | 人员数量 | | 有证人员数 |
			全职	兼职	
机构1	297014	60146	9	5	14
机构4	125088	54193	6	1	7
机构7	133000		4	2	3
机构2	20000	15000	—	3	3
机构10	18000	5184	3	—	3
机构3	100000	13997	4	2	6

4. 现场质量评价结果　综合6方面的评分，现场质量评价结果，具体见表6-11。

表6-11　现场质量评价分数

机构名称	总分	管理	服务能力	人员	信息	质控	阅片效果
机构1	76	5	27	10	4	6	24
机构4	65.5	3	19	12	4	6	21.5
机构7	54	2	13	6	4	4	25
机构2	76	5	28	12	4	1	26
机构10	68	3	21	11	4	1	28
机构3	71	5	23	12	4	5	22

（四）综合评价

按照资料审核（10%），样本获得（10%），现场评价（30%），阅片结果评价（30%）的权重赋值，计算总分结果见表6-12。

表 6-12　6 家机构综合评价结果

机构名称	资料审核分数	折算 *10%	样本获得分数	折算 *10%	现场质控分数	折算 *40%	阅片结果评价	折算 *40%	总分
机构 2	91	9.1	100	10	76	30.4	90.00	36.0	85.5
机构 10	77	7.7	100	10	68	27.2	87.01	34.8	79.7
机构 3	88	8.8	100	10	71	28.4	76.88	30.8	78.0
机构 1	86	8.6	100	10	76	30.4	56.20	22.5	71.5
机构 4	88	8.8	100	10	65.5	26.2	56.28	22.5	67.5
机构 7	83	8.3	100	10	54	21.6	32.64	13.1	53.0

按总分及综合评价，机构 2、机构 10、机构 3、机构 1 和机构 4 五家机构可以承担北京市"两癌"筛查子宫颈细胞学检查工作。

四、存在问题及思考

通过对子宫颈细胞学检查机构的质量评估，我们发现制片、阅片、细胞保存液的质量等环节确实影响着北京市子宫颈细胞学的质量，通过评估也发现了一些问题。

1. 子宫颈细胞学检查机构的管理需加强

（1）完善各项制度：在资料审核阶段发现细胞学检查机构普遍制度不健全，尤其是制片染色流程、质控、标本的保存等制度，在现场质控中也发现制度简单，缺乏可操作性。一些机构提供的资料中制片有明确的流程，但在实际操作过程中随意性很大。普遍缺乏固定液酒精及染液的更换时间和频率的制度，细胞学标本的固定对细胞学质量有非常大的影响，酒精浓度过低、固定时间过短都会影响质量，造成细胞的人为变化，导致假阳性或假阴性的诊断。

（2）加强对细胞学检查机构制片过程的监管：除机构 2 外，制片过程多少都存在问题，尤其是 3 家手动制片公司，在实际操作过程中由于人员少，工作量大，没有严格按照流程操作，为节约时间，震荡、固定的时间不够，有的公司制片过程随意，固定时间仅 4 分钟，且玻片半干后固定，染液不全，染色流程不正确，致使细胞退变明显，核结构不清。通过现场质控专家指导后第 3 周的制片质量好于第 2 周也说明了制片过程中的问题。因此在现有条件下，各细胞学检查机构应对机构现行技术方法、流程、人员操作进行自我质量监控，改善和稳定制片和染色的质量，保证细胞学检查的质量。

（3）加强子宫颈细胞学检查机构的内部质控：除机构 1 建立了规范的细胞学阅片结果的质控网络和制度外，其他机构缺少内部质控的制度和流程，不进行可疑病例的追访，对后续的诊断结果不了解，就不能提高诊断的水平，未对质控不一致片子进行处理和追访，就容易造成漏诊或误诊。因此在细胞学阅片结果的质控上要建立起内部质控机制，并保证在工作中落实。

（4）加强人员的责任心：大规模子宫颈癌筛查子宫颈细胞学检查从制片到阅片工作量大，任务繁重，目前的自动制片和染色机还不能在一些机构普及，手工制片显得尤为重要，而人的责任心和工作态度是做好制片工作的关键点，制片的好坏直接影响到阅片的质量，所以我们必须严格按照每个步骤的要求进行操作。

2. 人员的培训需加强　通过本次质量评估，以后北京市的培训不仅要针对阅片人员，也要加强对实验室制片人员的培训，培训的内容包括：规范制片的流程，制片中每一步操作的目的及要达到的效果、如何进行制片质量的质控及实验室的痕迹管理等。同时要加强对细胞学检查机构管理人员的培训，使其明确细胞学检查的质量标准及要求。

3. 建立系统、完善的子宫颈细胞学质量控制评价体系至关重要　通过本次评估北京市应尽快组织专家制定细胞学技术各个环节的质量控制标准、指南及监控程序和方法，切实地把细胞学检查机构的监管纳入日常工作，规范制片的流程、制片的效果，规范细胞学检查机构的内部质控等，把对细胞学检查机构的质控纳入子宫颈癌筛查质量管理，加大质控力度，改善和提高细胞学检查的质量。

第七章　子宫颈癌筛查的高危型人乳头瘤病毒检测技术评估结果分析

子宫颈癌是最常见妇科恶性肿瘤之一，发病率和死亡率近年在国内女性恶性肿瘤中高居第二位。现已明确高危型 HPV（人乳头瘤病毒）持续感染是子宫颈癌发生的主要危险因素。我国每年新增子宫颈癌病例高达 9.89 万以上，其中约有 3.05 万例死亡，研究证明通过开展大规模规范的子宫颈癌筛查可以有效降低死亡率。北京市自 2008 年率先在全国开展适龄妇女免费子宫颈癌筛查工作，采用宫颈细胞学作为初筛方法，2014 年又将 HPV 检测纳入筛查试点。为评价各种筛检方法（HPV 分型的检测方法）HPV 检测的准确性，了解各种 HPV 检测方法对病理结果为 CIN2 的检出能力，北京市开展了 HPV 检测服务能力评价研究，以获得 HPV 检测用于大规模筛查的相关数据，为实现子宫颈癌子宫颈癌早诊、早治率，降低死亡率的筛查目标提供力证。

一、资　　料

1. 资质证明　检测试剂生产厂家提供基本经营情况、产品情况；实验室提供实验室资质、人员资质、服务能力等书面资料。

2. 标本

（1）用于质评的标本盘由国家卫生计生委临床检验中心制备，为经过基因测序，获得预期 HPV 感染状态及型别，含 HPV DNA 质粒的同一实验室标本，含不同浓度 HPV-16、HPV-18、HPV-31、HPV-33、HPV-35、HPV-39、HPV-51、HPV-52 等高危型及 HPV-6、HPV-11 等低危型。

（2）临床标本由北大医院及中国医学科学院肿瘤医院实验室制备，为临床及筛查来源的留存标本（Preserv Cyt 美国赛迪公司），具备病理结果。综合 HPV 型别、检测原理等因素将所有的标本分为 4 组。以 INNO-LIPA 检测方法结果作为评判标准。

（3）INNO-LIPA 检测方法：采用反向线性-点杂交方法，PCR 扩增后进行反向杂交，可识别 28 种 HPV 基因型，具有高特异性。文献报道常用于对两种试剂不一致的检测结果进行分析，且在多重 HPV 基因型混合感染的情况下，不论其在混合感染中所占的比例多少 LIPA 仍可以准确检测出相关基因型，并具有更高的灵敏度。该方法广泛应用于 HPV 疫苗三期临床试验的队列研究中，如葛兰素史克（GSK）公司的 HPV16、HPV18 疫苗的三期临床试验。

二、方　　法

1. 资料审核　根据相关机构提交的书面材料，分别审核检测试剂提供机构的基本经营情况、产品情况、参与筛查意愿、产品资质情况；实验室资质、人员资质、服务能力、仪器证明、室间质评、室内质控证书及结果、样本保存条件等。按照统一的标准进行打分。

剔除标准：①提交资料不及时、不完整。②提交资料字迹、图像模糊，无法辨认。

2. 技术审核　实验室分别完成实验室标本及临床标本的检测，72 小时内回报检测结果。

3. 现场质控　按照统一评价标准，现场查看实验室环境、实验操作规范及流程、管理制度及其落实情况等。

三、综 合 评 价

将上述评估结果以百分制核算，按照资料审核（10%），技术评估（30%），现场评价（60%）的权重赋值，进行综合排名，综合得分≥75 分为合格。

四、统计方法及指标

1. 样本量

（1）实验室样本：参照全国人乳头瘤病毒分型检测室间质量评价调查方法，依据参与质控的实验室数量，共发放 26 份样本。

（2）临床样本：采用 PASS 软件计算需要的样本量。设 CIN2+灵敏度为 85%，特异度为 65%，HPV 检测的阳性一致率与阴性一致率为 80%，每组最小样本含量为 169 例。

2. 指标

（1）PT 值＝报告的 HPV 检测结果与标本盘标准样本结果一致标本数/实验室标本总数× 100%，PT 值≥80% 为合格。

（2）高危型 HPV 检出总一致率（Kappa 值）和 16/18 型 HPV 检出一致率（Kappa 值）。应用 Kappa 值判断观察一致性，0.75 ~ 1.00 为一致性很好，0.40 ~ 0.74 为一致性一般，0.01~0.39 为缺乏一致性

（3）灵敏度＝真阳性人数/（真阳性人数+假阴性人数）×100%

（4）特异度＝真阴性人数/（真阴性人数+假阳性人数）×100%

（5）阳性预测值＝真阳性人数/（真阳性人数+假阳性人数）×100%

五、结　　果

1. 申请试剂及机构情况　本次质控提交申请的 HPV 检测试剂共有 23 种，分别由 16 家机构生产，检测原理主要包括 PCR 方法（PCR-反向点杂交、PCR+膜杂交法、PCR-荧光探

针法、流式荧光杂交）、恒温扩增荧光法、杂交捕获-化学发光法、生物芯片法等。提交申请的实验室有22家，其中包括三级医院实验室5家、二级医院实验室8家、第三方独立实验室9家。

2. 审核结果

（1）资质审核结果：组织专家对机构提交的资料进行审核，按照统一的标准进行打分，最终进入技术审核环节的共有19个试剂和实验室的组合。其中，具备PCR检验资质人员共68位，能够投入PCR扩增仪36台。

（2）实验室样本检测结果：19家实验室及试剂按照各自说明书及操作标准检测26份质评样本并全部在规定时间内上报结果。通过与预期结果的比较，参与本次研究的实验室标本检测PT值在80%以上的共12家，占所有参与本环节机构的63.1%（12/19）。

（3）临床样本检测结果：在临床标本检测环节，各参与此环节的实验室及试剂检出HPV16型（Kappa值为0.8276~0.6836）、总HPV16型/18型（Kappa值为0.8285~0.6853）的一致性都较高，之间没有差别。对于HPV18型而言，检出一致性偏低。其中生物芯片法的Kappa值最低，为0.2218；其次为PCR荧光法，Kappa值在0.6502与0.4704之间。

本研究共有210例临床样本纳入统计分析，其中包括病理检查结果为CIN2者共74例。以CIN2作为参照，计算得到的灵敏度、特异度及阳性预测值，各组检测结果略有差别，实时荧光PCR方法的灵敏度高于其他组别，杂交捕获化学发光法最低；杂交捕获化学发光法的特异度和阳性预测值最高，统计学上没有差异。

（4）综合评估结果：将上述各个环节结果汇总加权后，最终确定可以承担未来北京市免费子宫颈癌筛查HPV检测的试剂8种及实验室6家。

六、分析与讨论

子宫颈癌病因明确，是唯一能够通过医学干预降低发病率和死亡率的恶性肿瘤。目前通过宫颈细胞学筛查可发现早期病变，但其有效性主要依赖于实验室的基本设施及专业技术人员，而我国细胞病理学医师和辅助技术人员队伍有待完善。北京市自2008以来，将适龄妇女免费子宫颈癌筛查列入政府重大公共卫生项目，坚持在全市范围内对35~64岁适龄妇女采用宫颈细胞学初筛方法进行免费子宫颈癌筛查，取得良好社会反响。但宫颈细胞学检测异常率较低，容易造成漏诊。且由于细胞学专业技术人员缺少，子宫颈癌筛查水平受到影响。

HPV持续感染是子宫颈癌及其癌前病变的主要病因，其中HPV16和HPV18病毒株可导致70%~85%的子宫颈癌病例。高危型HPV检测用于子宫颈癌筛查，可有效地增加宫颈病变检出率，提高细胞学检查敏感性，并降低筛查频率，国际上很多发达国家都已经将HPV DNA检测列为子宫颈癌筛查的必检项目，并已经列入子宫颈癌诊断防治指南中，2014年美国食品药品监督管理局批准Cobas4800 HPV可作为子宫颈癌一线初筛方法。特别需要指出的是，子宫颈癌筛查涉及面广，故由假阳性和假阴性HPV检测结果引起的潜在公共卫生损害风险较为显著。假阴性结果可能导致子宫颈癌诊断和治疗不及时，假阳性结果可能导致不必要的频繁筛查和侵袭性处置。HPV检测如不符合筛查需求，可能导致对筛查妇女所作的决策错误。近年来，我国 HPV 检测技术飞速发展，临床应用的检测试剂多达 60 余种，但是很多产品缺少临床验证，即 HR-HPV 检测结果阳性预示存在 CIN2 病变的可能性没有确切数据。因此对于此类产品的安全有效性评价至关重要，开展临床性能的评价，确立良好的性能指标并充分理解 HPV 检测的临床意义，重点关注临床的合理应用和检测结果的科学解释，才能更好地将 HPV 检测技术应用于子宫颈癌筛查工作中。

本研究从试剂和实验室两个方面入手，按照事前质控的方式对试剂质量和实验室检测能力进行了评估，涵盖了国内市场上主流的子宫颈癌 HPV 筛查技术，且采用病理诊断作为评价标准之一，对选择可以用于开展人群子宫颈癌筛查的 HPV 检测试剂及实验室进行了探索：通过资料审核初步掌握检测试剂资质和实验室资质；通过实验室及临床标本质控掌握了实验室检测能力，进行了试剂临床功能的准确性验证；并通过现场查看了解实验室操作流程及日常管理状况。这在国内尚属首次，为制定具有成本效益的子宫颈癌 HPV 筛查方法提供了依据。

本研究中实验室样本检测环节参照了国家临检中心开展室间质评的方法，采用计算参与实验室对实验室样本的测定结果与预期结果的符合程度，根据符合率来判断检测能力是否合格。由于影响室间质评结果的环节不仅涉及实验室在用的所有检测系统，还与运输环节、结果的统计方法和评定等有关，因此，这一步骤不仅能够反映检测的准确性，还能考察实验室的综合能力。

美国国立卫生研究院（national institute of health，NIH）要求应用于子宫颈癌筛查的高危型 HPV 检测方法应经过临床验证，并颁布了相应的检测要求指南。要求需要验证的高危型 HPV 检测和标准参照方法相比，对于 CIN2 的临床敏感度不低于 90%，临床特异度不低于 98%。本研究数据显示，84.2%（16/19）的实验室及试剂组合都可以达到灵敏度 90% 及以上，特异度在 89.81%~65.94% 之间，这与 ATHENA 研究中的罗氏 cobas® 4800 用于人群筛查的结果比较一致。

子宫颈癌研究显示，HPV 检测纳入子宫颈癌筛查具有技术上的优势和可行性，但我们必须把握好每个环节进行规范操作才有可能获得准确的检测结果。HPV 检测质量管理是一个综合性的系统工程，人员、设备、检测环境、检测标本等多种因素均可影响检测结果的质量。北京市应与相关部门建立高效的沟通机制和联动工作机制，对全市参与子宫颈癌免费筛查的 HPV 检测实验室实行动态监管，为免费子宫颈癌筛查保驾护航。

随着我国 HPV 检测日益规范化，通过可靠的检测技术，因地制宜地采用适合的子宫颈癌 HPV 筛查技术，并正确实施管理，子宫颈癌防治率将得到极大提升，最终实现子宫颈癌发病及死亡率有效降低。